María del Pilar Díaz Martínez

PATOLOGIAS RESPIRATÓRIAS

PATOLOGIAS RESPIRATÓRIAS

María del Pilar Díaz Martínez

Abordagem integrada da Fisioterapia

ScienciaScripts

Imprint
Any brand names and product names mentioned in this book are subject to trademark, brand or patent protection and are trademarks or registered trademarks of their respective holders. The use of brand names, product names, common names, trade names, product descriptions etc. even without a particular marking in this work is in no way to be construed to mean that such names may be regarded as unrestricted in respect of trademark and brand protection legislation and could thus be used by anyone.

Cover image: www.ingimage.com

This book is a translation from the original published under ISBN 978-613-9-40301-1.

Publisher:
Sciencia Scripts
is a trademark of
Dodo Books Indian Ocean Ltd. and OmniScriptum S.R.L publishing group

120 High Road, East Finchley, London, N2 9ED, United Kingdom
Str. Armeneasca 28/1, office 1, Chisinau MD-2012, Republic of Moldova, Europe
Printed at: see last page
ISBN: 978-620-7-76001-5

ÍNDICE DE CONTEÚDOS

1. INTRODUÇÃO À FISIOTERAPIA RESPIRATÓRIA

1.1. História e evolução da fisioterapia respiratória.

A história e a evolução da fisioterapia respiratória estão intimamente ligadas ao progresso da medicina e à compreensão das doenças respiratórias. Ao longo do tempo, sofreu um desenvolvimento significativo desde os seus primeiros registos até à disciplina sofisticada que é hoje.

Durante o século XIX, a elevada incidência de infecções respiratórias e a disponibilidade limitada de tratamentos levaram ao desenvolvimento de terapias complementares para melhorar a eficácia dos tratamentos existentes. Assim, em 1901, foi introduzida a drenagem postural para facilitar a remoção de secreções em doentes com bronquiectasias e infecções brônquicas crónicas, tirando partido da gravidade para esse efeito. Com os avanços na compreensão da fisiologia respiratória, começaram a surgir na Europa técnicas mais especializadas para o tratamento das doenças pulmonares (1). Pioneiros como o médico alemão Dr. Hermann Brehmer introduziram o conceito de "cura climática" para o tratamento da tuberculose, reconhecendo a importância do ar fresco e do exercício físico no tratamento destas doenças (2).

No início do século XX, com o advento da fisioterapia como disciplina formal, especialmente após a Primeira Guerra Mundial, foram desenvolvidas técnicas mais sistemáticas para o tratamento de patologias respiratórias. Foram criadas clínicas especializadas no tratamento da tuberculose, onde eram implementados exercícios respiratórios, drenagem postural e outras técnicas para melhorar a função pulmonar. Ao longo do século XX, foram desenvolvidas e aperfeiçoadas técnicas específicas de fisioterapia respiratória, como a ventilação mecânica, a drenagem postural, a percussão e a vibração, entre outras. Estas técnicas tornaram-se fundamentais no tratamento de uma variedade de doenças respiratórias, desde a bronquite crónica à síndrome de dificuldade respiratória aguda (SDRA) (3). Na década de 1940, a escola anglo-saxónica, proeminente na Europa, promoveu técnicas centradas na gravidade, nas ondas de choque e na expiração forçada (F.E.T.). Estas práticas eram conhecidas como Técnicas de Fisioterapia Respiratória Convencionais ou Standard. Por outro lado, a escola francesa preconizava técnicas de drenagem das secreções, em contraste com as técnicas baseadas nas variações do fluxo de ar da escola anglo-saxónica. Durante a década de 1950, o enfoque na drenagem postural e nos exercícios respiratórios ganhou uma importância significativa no tratamento das complicações respiratórias. Isto porque, à medida que se observavam melhorias sintomáticas nos doentes, foi possível estabelecer uma base fisiológica sólida para estas terapias. Em 1953, a utilização combinada de drenagem postural com percussões (conhecidas como "palmas"), vibrações e broncodilatadores foi pela primeira vez relatada como sendo mais eficaz do que os exercícios respiratórios no tratamento de atelectasias pós-cirúrgicas. Durante uma epidemia de poliomielite na Dinamarca, foram utilizadas técnicas como a entubação endotraqueal e a ventilação manual para manter os doentes a respirar. Na Conferência de Consenso de Lyon, em 1994, foi estabelecido um modelo de Fisioterapia Respiratória "ativa", baseado nestas variações. As conclusões desta conferência salientaram a eficácia da drenagem das secreções através do controlo do fluxo expiratório, independentemente da técnica utilizada, e sublinharam a aceitação generalizada da fisioterapia no tratamento da higiene brônquica (4).

No século XXI, a fisioterapia respiratória tem continuado a evoluir com o desenvolvimento de abordagens mais personalizadas e centradas no doente. A ênfase tem sido colocada na importância da reabilitação pulmonar e do exercício físico na gestão de doenças respiratórias crónicas, bem como no papel crucial do fisioterapeuta na prevenção e tratamento de complicações respiratórias em doentes críticos (5). Com o avanço da tecnologia médica, a fisioterapia respiratória sofreu uma revolução. Foram desenvolvidos dispositivos e equipamentos cada vez mais sofisticados, tais como ventiladores mecânicos, dispositivos de espaçamento de inaladores e sistemas de ventilação não invasiva, que melhoraram significativamente a capacidade dos fisioterapeutas para tratar doentes com doenças respiratórias (6).

Em 2000, realizaram-se conferências internacionais sobre fisioterapia respiratória instrumental, com trabalhos de especialistas que avaliaram estas técnicas e fizeram recomendações. Atualmente, a American Thoracic Society (ATS), a European Respiratory Society (ERS) e a Sociedade Espanhola de Pneumologia e Cirurgia Torácica (SEPAR) recomendam a reabilitação respiratória para doentes com doenças respiratórias crónicas, tendo esta última (SEPAR) publicado um manual de Técnicas Manuais e Instrumentais de drenagem de secreções, com o objetivo de melhorar o conhecimento das técnicas respiratórias utilizadas na prática clínica (4).

1.2. Definição de fisioterapia respiratória e sua importância no tratamento das patologias pulmonares.

A fisioterapia respiratória é uma área especializada dentro do campo da fisioterapia que se concentra no diagnóstico, avaliação, tratamento e prevenção de distúrbios respiratórios agudos e crónicos. É realizada através de uma variedade de técnicas e modalidades terapêuticas, sendo o objetivo principal melhorar a função respiratória, reduzir os sintomas associados à doença pulmonar e melhorar a qualidade de vida dos doentes afectados por patologias respiratórias. Para compreender plenamente a natureza e o âmbito da fisioterapia respiratória, é essencial explorar os seus diferentes aspectos e a forma como são aplicados na prática clínica (3).

Em primeiro lugar, a avaliação respiratória desempenha um papel fundamental na fisioterapia respiratória. Trata-se de um diagnóstico exaustivo da função pulmonar e respiratória do doente, que pode incluir testes de função pulmonar, análise da mecânica respiratória, avaliação da capacidade de exercício e uma avaliação clínica pormenorizada dos sintomas respiratórios. Esta avaliação proporciona ao fisioterapeuta uma compreensão aprofundada da natureza e da gravidade da doença pulmonar do doente, o que é essencial para a elaboração de um plano de tratamento individualizado (7).

É importante referir que a fisioterapia respiratória é realizada numa abordagem multidisciplinar em colaboração com outros profissionais de saúde. Esta colaboração permite a prestação de cuidados abrangentes e coordenados a doentes com doenças respiratórias complexas, assegurando que todos os aspectos dos seus cuidados são efetivamente abordados. Com base nos resultados da avaliação, o fisioterapeuta desenvolve um plano de tratamento personalizado que aborda as necessidades específicas do doente. Este plano de tratamento pode incluir uma variedade de técnicas e modalidades destinadas a melhorar a função respiratória. Entre estas técnicas encontram-se os exercícios respiratórios, que ajudam a fortalecer os músculos respiratórios e a melhorar a eficiência do sistema respiratório. Além disso, são utilizadas técnicas de drenagem brônquica, como a percussão e a vibração, para ajudar a limpar as secreções pulmonares e melhorar a ventilação. A prevenção de complicações respiratórias é outro aspeto fundamental da fisioterapia respiratória. Os fisioterapeutas trabalham para evitar a acumulação de secreções nos pulmões, melhorar a expansão pulmonar e fortalecer os músculos respiratórios para reduzir o risco de infecções respiratórias, atelectasias e outros problemas respiratórios. Para além do tratamento das doenças respiratórias existentes, a fisioterapia respiratória também desempenha um papel importante na reabilitação pulmonar. Os programas de reabilitação pulmonar incluem frequentemente exercício físico supervisionado, educação sobre a doença pulmonar, gestão da dispneia e apoio emocional para ajudar os doentes a melhorar a sua capacidade funcional e qualidade de vida (8).

Em Espanha, seguindo o exemplo de outros países europeus, os fisioterapeutas optam cada vez mais pela especialização, alcançando o grau académico mais elevado (doutoramento) e níveis avançados de conhecimentos científicos e técnicos. Como resultado, dispomos de profissionais altamente qualificados para efetuar diagnósticos e tratamentos precisos em fisioterapia respiratória. Isso justifica plenamente o papel fundamental da terapia no tratamento da obstrução de secreções. Em conclusão, a especialização em fisioterapia respiratória distingue-se tanto nos cursos de licenciatura em fisioterapia como nos cursos de pós-graduação, como os mestrados, os especialistas, os peritos, os especialistas com competências definidas e reconhecidas no despacho CIN/2135/2008 e no Livro Branco da Fisioterapia. Estes conhecimentos conferem aos fisioterapeutas especializados na área respiratória a capacidade de avaliar, tratar e prevenir complicações do sistema respiratório com total autonomia técnica e científica (4).

1.3. Objectivos da fisioterapia respiratória.

A fisioterapia respiratória é a vertente da fisioterapia que, através da aplicação de agentes físicos não ionizantes, avalia o doente respiratório, estabelece a linha de orientação terapêutica e aplica procedimentos fisioterapêuticos com o objetivo de prevenir, curar e/ou estabilizar as perturbações do sistema toracopulmonar. Como o próprio conceito de fisioterapia respiratória refere, o objetivo geral é prevenir, curar e/ou estabilizar doentes com patologia respiratória ou qualquer outra patologia que possa levar a complicações respiratórias (9).

Os objectivos específicos incluem:

- Melhorar a função respiratória.
- Prevenção de complicações
- Limpar as vias respiratórias de secreções. Melhorar a complacência pulmonar.
- Melhorar a cinética do diafragma e das costelas.
- Reeducar o padrão ventilatório.
- Gerir a hiperventilação, a dispneia e a fadiga muscular.
- Reforço dos músculos respiratórios.
- Ajudar a readaptar-se ao esforço
- Melhorar a qualidade de vida

2. <u>ANATOMIA E FISIOLOGIA DO SISTEMA RESPIRATÓRIO</u>

2.1. Estruturas anatómicas do sistema respiratório

O tórax funciona como um escudo protetor dos órgãos envolvidos na respiração. A sua estrutura óssea é composta pela coluna vertebral, costelas, esterno e escápulas (10).

As costelas articulam-se posteriormente com a coluna vertebral e anteriormente com o esterno. As primeiras sete costelas fixam-se diretamente ao esterno, enquanto as três costelas seguintes se fundem e formam o arco costal. As duas costelas inferiores (11ª e 12ª) são conhecidas como costelas flutuantes, uma vez que não se ligam ao esterno. O espaço entre cada costela é conhecido como espaço intercostal, que recebeu o nome da costela superior adjacente (10).

O esterno é constituído por três partes: o manúbrio, o corpo e o apêndice xifoide. Entre o manúbrio e o corpo encontra-se o ângulo esternal, também chamado ângulo de Louis, que serve de marco anatómico. A segunda costela está inserida a este nível, o que facilita a palpação e permite a contagem das costelas para baixo. Dentro da caixa torácica encontram-se estruturas importantes como os pulmões e várias estruturas mediastínicas, incluindo o coração, a traqueia, o esófago, o esófago, os gânglios linfáticos, a aorta e as veias cavas (10).

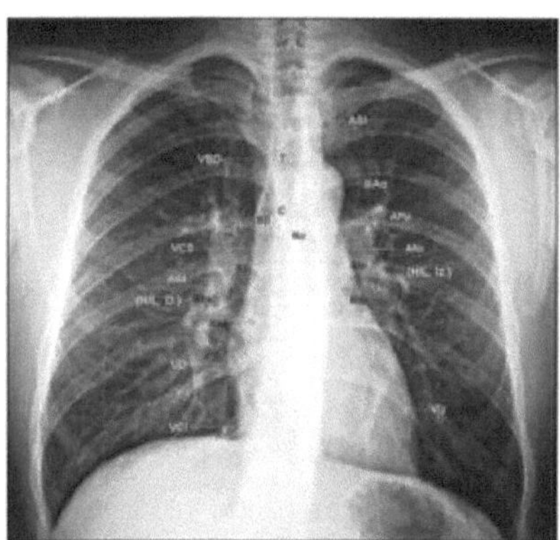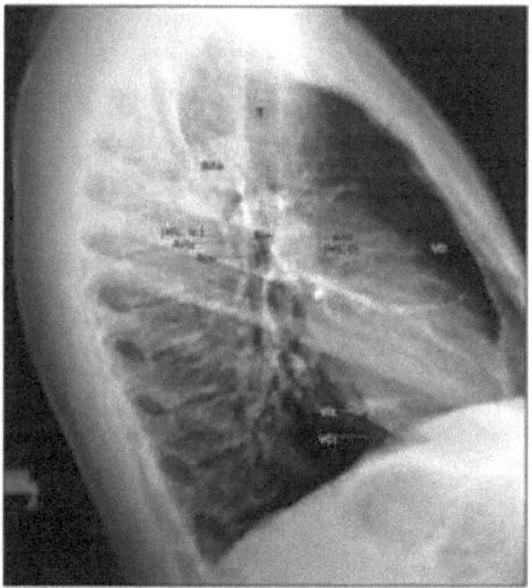

Figura 1. Radiografia simples do tórax em projeção antero-postero-anterior e em perfil (10).

Além disso, com base em referências anatómicas, é possível traçar linhas e estabelecer regiões que facilitam a palpação (11).

- Linhas na frente:
    - A linha médio-esternal estende-se desde a incisura esternal até ao ápice do apêndice xifoide.
    - As linhas médio-claviculares, direita e esquerda, passam pelo meio das clavículas.
- Linhas no verso:
    - A linha vertebral segue o trajeto dos processos espinhosos das vértebras.
    - As linhas escapulares, direita e esquerda, passam pelo vértice das escápulas.
- Linhas de lado:
    - A linha axilar anterior corre ao longo da parte anterior da axila.
    - A linha axilar média atravessa a axila no seu ponto médio.
    - A linha axilar posterior situa-se na parte de trás da axila.

A partir destas linhas, podem ser definidas as seguintes regiões:

- Na frente:
    - Região supraclavicular.
    - Região infraclavicular.
    - Região do peito.
    - Região submamária.
- Na parte de trás:
    - Região supraescapular.
    - Região escapular.
    - Região interescapulovertebral.
    - Região infraclavicular.

2.1.1. Cavidade oral

A cavidade oral é delimitada pelos lábios, na parte anterior, e pelas pregas palatoglossais, na parte posterior. No seu limite superior encontram-se o palato duro e o palato mole. O assoalho da cavidade oral é formado pelos dois terços anteriores da língua, e os dentes estão localizados na parte anterior (10, 11).

2.1.2. Cavidade nasal

A cavidade nasal estende-se desde as narinas, na parte anterior, até às coanas, na parte posterior. Esta estrutura desempenha um papel crucial na humidificação e aquecimento do ar inalado. A parte superior da cavidade nasal é óssea, conhecida como ponte do nariz, composta por ossos nasais, parte da maxila e a porção nasal do osso frontal. O assoalho é formado pelo palato duro, que separa a cavidade nasal da boca. O septo nasal divide a cavidade nasal em duas narinas. As paredes laterais contêm três saliências ósseas denominadas cornetos, que têm na sua parte inferior o meato onde desembocam os seios paranasais. As narinas abrem-se para o exterior através das fossas nasais e ligam-se à nasofaringe através das coanas. São revestidas por vibrissas, que retêm as partículas grandes, enquanto as partículas mais pequenas ficam retidas numa camada de muco segregado pelas células mucosas. A mucosa olfactiva, que contém os receptores olfactivos, está localizada no terço superior da cavidade nasal (10, 11).

2.1.3. Faringe

A faringe é um tubo que sai da boca e se estende até à base do crânio, terminando ao nível da vértebra C6. Desempenha um papel na deglutição e comunica com o nariz, a boca e a laringe. Está dividida em três segmentos: nasofaringe, orofaringe e laringofaringe. A nasofaringe é revestida por uma mucosa semelhante à da cavidade nasal e tem uma função respiratória. A orofaringe comunica com a boca e tem uma função digestiva. A laringofaringe está localizada atrás da laringe (10, 11).

2.1.4. Laringe

A laringe é responsável pela produção de sons com a ajuda das cordas vocais. Está localizada entre a laringofaringe e a traqueia e é constituída por nove cartilagens. Os músculos intrínsecos da laringe controlam o movimento da glote e apertam as cordas vocais, enquanto os músculos extrínsecos estão envolvidos na deglutição (10, 11).

2.1.5. A Traqueia

A traqueia é uma estrutura que se prolonga desde a laringe até à carina, aproximadamente ao nível da sexta vértebra dorsal. É um ducto fibrocartilagíneo com cerca de 13 cm de comprimento, com a metade superior no pescoço e a metade inferior no tórax, que facilita a passagem do ar para os pulmões. Mantém a sua forma rígida graças a uma série de cartilagens traqueais em forma de C, unidas por ligamentos e posteriormente completadas por uma membrana que permite que o esófago se adapte a ela durante a deglutição. Estas cartilagens, ligadas por fibras elásticas, permitem a expansão e a contração da traqueia. A traqueia é suscetível de infecções respiratórias e a sua limpeza depende do bom funcionamento dos cílios. Desce à frente do esófago e estreita-se progressivamente em direção à carina, onde se bifurca nos brônquios principais direito e esquerdo (10, 11).

2.1.6. Os brônquios

O brônquio principal direito é mais largo, vertical e mais curto do que o esquerdo, e divide-se em três brônquios segmentares: superior, médio e inferior. Continua a partir da traqueia num ângulo mais amplo do que o brônquio esquerdo. O brônquio esquerdo corre inferolateralmente, passando sob o arco da aorta e anterior à aorta e ao esófago antes de entrar no hilo pulmonar, e tem dois brônquios segmentares: superior e inferior. Considera-se que o brônquio superior se divide ainda em superior e inferior ou língula. Cada brônquio segmentar ou lobar alimenta um lobo do pulmão. Foram descritas até 23 gerações de brônquios ramificados nos pulmões. Os brônquios segmentares dividem-se em bronquíolos mais pequenos e, a partir da terceira geração, perdem a cartilagem e passam a chamar-se bronquíolos. Para além dos bronquíolos segmentares terciários, existem gerações de bronquíolos ramificados chamados bronquíolos de condução, que apenas conduzem o ar. Estes bronquíolos diminuem de tamanho até se transformarem em bronquíolos terminais, que são a parte mais pequena da via aérea sem alvéolos. Cada bronquíolo terminal dá origem a várias gerações de bronquíolos respiratórios, que se caracterizam por um número crescente de alvéolos (10, 11).

2.1.7. Os alvéolos

A unidade funcional do pulmão, também conhecida como ácino, é a unidade respiratória terminal constituída pelos bronquíolos respiratórios, ductos alveolares, sacos alveolares e alvéolos, onde ocorrem as trocas gasosas. Os alvéolos pulmonares são pequenos sacos formados por uma camada muito fina de células, rodeados por capilares sanguíneos pulmonares. Esta fina camada permite a difusão do oxigénio e do dióxido de carbono. Com cada bifurcação da árvore brônquica, a área total da secção transversal dos ductos aumenta, diminuindo assim a resistência global das vias aéreas, uma vez que a sua área total aumenta por adição (10, 11).

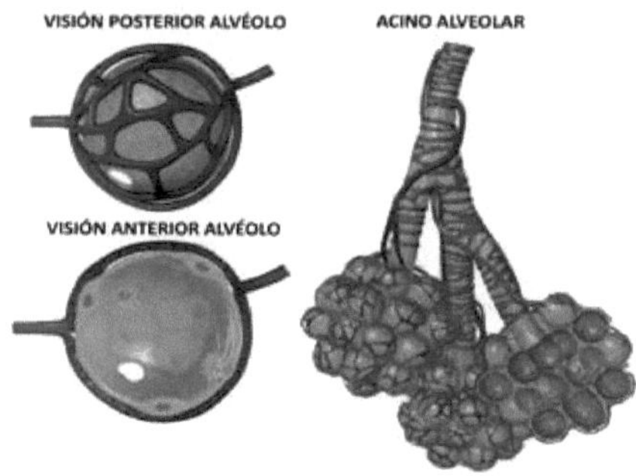

Figura 2 - Representação do ácino e alvéolo pulmonar (12).

2.1.8. Os pulmões

Os pulmões estão separados pelo mediastino e são constituídos por ápice, base, lóbulos, faces e bordos. A face costal do pulmão é convexa e está em contacto com a pleura costal, enquanto a face mediastínica é côncava devido à sua relação com o mediastino e contém o hilo. O pulmão direito, maior e mais pesado, tem duas fissuras que o dividem em três lobos, enquanto o pulmão esquerdo tem uma única fissura e está dividido em dois lobos. Cada pulmão é revestido por um saco pleural seroso formado pela pleura visceral e pela pleura parietal, com uma cavidade pleural entre elas contendo líquido pleural seroso, que lubrifica as superfícies pleurais para facilitar a respiração. Os seios costodiafragmáticos e costomediastinais são formados entre as pleuras diafragmática e costal, e mediastinal e costal, respetivamente (10, 11).

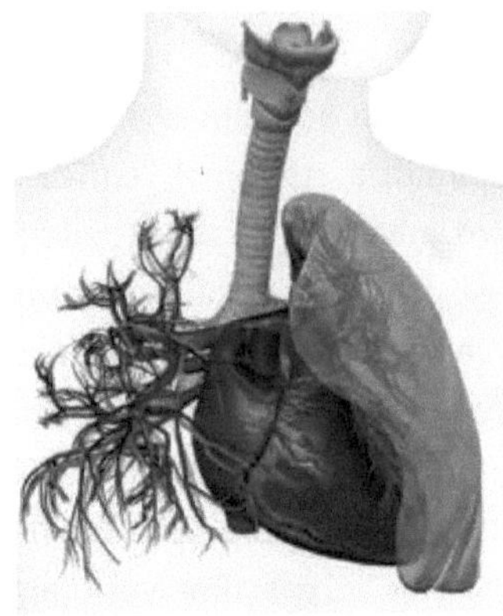

Figura 3: Representação dos pulmões, do coração e da traqueia (12).

2.2. Mecânica ventilatória e ventilação pulmonar

2.2.1. Mecânica ventilatória.

Em fisiologia, o conceito de respiração centra-se principalmente no que é conhecido como "respiração externa". No entanto, a verdadeira respiração ocorre a nível celular, onde as células utilizam o oxigénio juntamente com moléculas orgânicas para gerar dióxido de carbono, água e trifosfato de adenosina, num processo denominado respiração celular. A respiração externa, por outro lado, envolve a troca de gases entre as células do corpo e o ambiente através de quatro etapas (13):

- Ventilação pulmonar: O processo de entrada (inspiração ou inalação) e saída (expiração ou exalação) de ar dos pulmões. Este processo, de natureza ativa, é regulado pela mecânica respiratória. A ventilação corresponde a um fenómeno basicamente mecânico, em que o ar alveolar é renovado ciclicamente. Três componentes principais estão envolvidos neste processo:
  - Vias respiratórias: condutas que comunicam o ambiente externo com a superfície de troca.
  - Tórax: protege o pulmão e é o motor da ventilação.
  - Pulmão: superfície de troca de gases entre o ar e o sangue.

- Troca gasosa externa: Consiste na difusão passiva de oxigénio e dióxido de carbono entre o ar alveolar e o sangue nos capilares pulmonares.
- Transporte de gases: Este processo ativo envolve o transporte de oxigénio e dióxido de carbono através da circulação sanguínea.
- Troca de gases nos tecidos: refere-se à transferência de oxigénio e dióxido de carbono entre os capilares sanguíneos e as células, também por difusão passiva.

Para levar a cabo este processo respiratório, é necessária a coordenação de dois sistemas principais: o sistema respiratório, responsável pela ventilação e pelas trocas gasosas, e o sistema cardiovascular, responsável pela perfusão do sangue nas zonas de trocas gasosas. O sistema respiratório está dividido em duas zonas principais: a zona de condução e a zona respiratória. A zona de condução compreende as vias respiratórias superiores e inferiores, incluindo o nariz, a boca, a faringe, a laringe, a traqueia, os brônquios e os bronquíolos. A sua principal função é conduzir o ar para a zona respiratória e desempenhar funções de humidificação, aquecimento e filtragem. Por outro lado, a zona respiratória é constituída pelos bronquíolos e alvéolos respiratórios, onde se efectuam as trocas gasosas externas (13).

Em relação às características e à função mecânica do sistema respiratório, podemos descrever os seguintes pilares fundamentais (9):

- A complacência ou conformidade, que indica a facilidade com que os pulmões se expandem durante a inspiração, refere-se à capacidade dos pulmões e das vias aéreas para se expandirem e contraírem em resposta a alterações de pressão. Uma distensibilidade elevada indica que os pulmões podem expandir-se facilmente com alterações mínimas de pressão, o que facilita a ventilação pulmonar. A distensibilidade diminui em condições como o enfisema e os pulmões perdem a sua elasticidade.
- A elasticidade está relacionada com a capacidade de os pulmões voltarem ao seu tamanho inicial após a inspiração.
- A tensão superficial refere-se à força gerada na superfície dos alvéolos devido à atração entre as moléculas de fluido na superfície.

Esta tensão tende a colapsar os alvéolos, dificultando a sua expansão durante a inspiração. Para contrariar esta força, os pulmões produzem surfactante pulmonar, uma substância que reduz a tensão superficial e impede o colapso alveolar.

- A resistência das vias aéreas refere-se à oposição ao fluxo de ar através das vias aéreas. Para medir esta resistência, é necessário conhecer a diferença de pressão entre o alvéolo e a boca, bem como o fluxo de ar. A resistência varia em diferentes partes das vias aéreas, sendo mais elevada na laringe, faringe e brônquios com mais de 2 mm de diâmetro e mais baixa nos brônquios com menos de 2 mm. É importante notar que a resistência das vias aéreas varia de forma inversamente proporcional ao volume pulmonar. Isto deve-se ao facto de a tração do tecido pulmonar elástico nas paredes das vias aéreas alterar o seu calibre, o que também resulta em diferenças de resistência entre a respiração silenciosa e a forçada. O aumento da resistência das vias aéreas pode dificultar a ventilação pulmonar e contribuir para a dispneia.

- O fluxo da via aérea refere-se à velocidade a que o ar se move durante a inspiração e a expiração. O fluxo pode ser laminar (fluxo suave e ordenado), transitório (intermédio) ou turbulento (rápido e desordenado) (14). Os fluxos estão diretamente relacionados com os volumes. Ambos os elementos são utilizados como ferramenta clínica, principalmente para a avaliação e monitorização de doenças crónicas, gerando uma curva que os relaciona e determina os fluxos a 75, 50 e 25% da capacidade vital (13).

Tipo de fluxo	Sítio	Fluxo de ar	Pressão de condução	Representação
LAMINADO	Pequenas vias respiratórias	Pequenos (volumes pulmonares baixos)	Proporcional à viscosidade do gás	
TRANSITÓRIO	Pontos de ramificação e de estreitamento	Media	Proporcional à densidade e	

			viscosidade do gás	
TURBULENTO	Traqueia e grandes vias respiratórias	Grande (grandes volumes pulmonares)	Proporcional ao quadrado da corrente. Depende da densidade do gás	

Tabela 1. Resumo dos tipos de escoamento, local de ocorrência e representação.

- A equação de Rohler, que descreve a relação entre a ventilação, a elasticidade e a resistência das condutas no sistema respiratório. Afirma que a ventilação é igual ao produto da elasticidade e do fluxo dividido pela resistência: V = E × Fluxo / R. Esta equação é importante para compreender como factores como a distensibilidade e a resistência afectam a ventilação pulmonar (9).
- A força afecta a capacidade de contração muscular e a tensão gerada. Estas propriedades são fundamentais para compreender o funcionamento e a dinâmica respiratória do corpo humano (9):
  - A lei de Starling aplica-se ao músculo liso, incluindo o músculo liso presente nas vias respiratórias. Afirma que a força de contração do músculo é diretamente proporcional ao seu comprimento inicial antes da contração. No contexto da via aérea, isto significa que a força de contração do músculo liso está relacionada com o seu comprimento antes da contração, o que afecta a resistência e o diâmetro da via aérea.
  - Lei de Laplace: A lei de Laplace refere-se à relação entre a pressão, o raio e a tensão superficial numa estrutura esférica ou cilíndrica. No contexto pulmonar, esta lei estabelece que a pressão nos alvéolos é diretamente proporcional à tensão superficial e ao raio dos alvéolos, e inversamente proporcional à espessura da parede dos alvéolos. Esta lei é importante para compreender como a estabilidade alveolar é mantida durante a

respiração e como a tensão superficial e o raio alveolar influenciam a pressão alveolar.

- De acordo com a equação de Poiseuille, o fluxo de ar para dentro ou para fora dos pulmões depende principalmente das diferenças de pressão ou do gradiente de pressão entre o interior do pulmão e o exterior. Esta relação é inversamente proporcional à resistência do sistema, o que significa que uma maior resistência torna o fluxo de ar mais difícil. Para que o fluxo de ar ocorra, a pressão intrapulmonar tem de mudar, o que é conseguido através de alterações no volume pulmonar. De acordo com a Lei de Boyle, que descreve a relação entre a pressão e o volume de um gás a temperatura constante, uma alteração no volume pulmonar resulta em diferenças de pressão que permitem o fluxo de ar devido ao gradiente de pressão.

2.2.2. ventilação pulmonar

A ventilação pulmonar é um processo vital que envolve o transporte de ar para dentro (inspiração) e para fora (expiração) dos pulmões. Este processo é realizado de forma cíclica e automática para manter uma composição gasosa óptima nos alvéolos. O ciclo respiratório é composto por uma fase de inspiração, em que o ar entra nos pulmões, e uma fase de expiração, em que o ar sai dos pulmões. Durante este ciclo, os músculos respiratórios modificam o tamanho e a forma da caixa torácica, o que resulta em alterações do volume pulmonar e, consequentemente, da pressão intrapulmonar (15).

As diferentes fases são explicadas a seguir:

- Fase de inspiração: A fase inspiratória consiste na transferência de gás da atmosfera para os alvéolos. Em condições normais, esta ação é realizada principalmente pelos músculos inspiratórios, que podem ser classificados em três grupos: produtores de fase, facilitadores e acessórios. O diafragma é o principal músculo produtor da inspiração, gerando cerca de 80% do esforço necessário, complementado pela contração dos intercostais externos. A lei de

Boyle-Mariotte explica como a contração muscular provoca este movimento do ar, uma vez que estabelece uma relação inversamente proporcional entre o volume e a pressão de um gás a temperatura constante. Durante a inspiração, a contração muscular aumenta o volume intratorácico, resultando numa diminuição da pressão intrapulmonar em relação à atmosfera, criando um gradiente de pressão que permite a entrada de ar nos pulmões. É importante salientar que, durante a inspiração, a pressão é sempre negativa em relação à pressão atmosférica e, quando atinge zero, a fase inspiratória termina. Os músculos facilitadores da inspiração ajudam a manter as vias aéreas intratorácicas patentes, contrariando a sua tendência para o colapso. Os músculos acessórios da fase inspiratória intervêm em situações patológicas ou durante o exercício, contribuindo para o aumento do volume intratorácico e da pressão negativa, mas não podem substituir a função dos músculos principais (14, 15).

- Fase expiratória: Uma vez terminada a inspiração, inicia-se a fase expiratória. Para que esta fase se realize, é necessário que se verifiquem três condições iniciais: o gradiente de pressão da fase inspiratória deve desaparecer, ou seja, a pressão no interior dos alvéolos deve ser igual à pressão atmosférica, o volume no interior dos pulmões deve ser superior ao volume de repouso e os músculos da inspiração devem relaxar. Posteriormente, é necessário criar um gradiente de pressão para permitir o movimento dos gases dos alvéolos para a atmosfera, ou seja, deve ser gerada uma pressão intratorácica supra-atmosférica para que ocorra a expiração. Ao contrário da inspiração, a expiração normal não envolve músculos que produzem a fase, embora existam músculos que facilitam e complementam este processo. Os músculos intercostais externos e o diafragma relaxam, o que diminui o volume torácico abaixo do seu valor de repouso. Isto resulta num aumento da pressão intrapulmonar em relação à pressão atmosférica, o que favorece a saída de ar. Os pulmões seguem a lei de Hooke, segundo a qual, quando se aplica uma força a um objeto elástico, este estica-se na proporção da força aplicada. Quando os músculos inspiratórios deixam de atuar, os pulmões voltam à sua posição de repouso devido a esta elasticidade, criando assim o gradiente de pressão necessário para a expiração. Em condições normais, a expiração é um processo passivo, o que significa que não é necessário qualquer trabalho muscular para a efetuar. No entanto, durante a expiração, os músculos facilitadores, como os músculos intercostais internos, ajudam a estabilizar a caixa torácica. A sua ausência, no entanto, não tem um impacto significativo na expiração normal. Os músculos acessórios estão envolvidos na expiração forçada, durante o exercício ou em condições patológicas (14, 15).

- Durante o repouso entre os ciclos respiratórios, as pressões atmosférica e intrapulmonar igualam-se, o que interrompe o fluxo de ar até ao ciclo respiratório seguinte.

2.3. Troca de gases nos pulmões

A ventilação pulmonar envolve a troca de gases no sistema respiratório, onde o oxigénio é crucial. A ventilação refere-se ao processo de deslocação do ar para dentro e para fora dos pulmões. A ventilação por minuto é o produto da frequência respiratória e do volume corrente, ou seja, a quantidade de ar inspirado ou expirado em cada respiração. A ventilação alveolar começa com o ar ambiente, que chega aos alvéolos onde ocorre a troca gasosa. Durante esta troca, o oxigénio passa dos alvéolos para o sangue e o dióxido de carbono é removido do sangue para os alvéolos. Este processo reduz a concentração de oxigénio nos alvéolos e aumenta a concentração de dióxido de carbono (13).

A pressão atmosférica e a composição dos gases na atmosfera influenciam a quantidade de oxigénio disponível para a respiração. Em altitudes mais elevadas, a pressão atmosférica diminui, o que afecta a disponibilidade de oxigénio. As populações que vivem a grandes altitudes desenvolvem adaptações fisiológicas para uma melhor absorção de oxigénio. O cálculo da pressão de oxigénio é feito tendo em conta a pressão atmosférica e a composição dos gases. Após o ajuste para a pressão do vapor de água, obtém-se a pressão inspirada de oxigénio.

A relação entre a ventilação e a perfusão é crucial para as trocas gasosas e para a regulação dos níveis de oxigénio e dióxido de carbono no sangue. A distribuição da ventilação e da perfusão nos pulmões varia de acordo com a posição do corpo e outros factores. Para que o pulmão desempenhe a sua função primária de troca de gases, são necessários dois elementos essenciais: ventilação adequada (V) e perfusão óptima (Q). A relação entre estes dois parâmetros (V/Q) em diferentes áreas do pulmão é crucial para compreender o seu comportamento fisiológico. Embora o conceito de relação V/Q possa parecer simples, é influenciado por vários fenómenos físicos que podem complicar a sua compreensão. Idealmente, uma unidade pulmonar funcional consiste num alvéolo e no seu capilar de perfusão, onde a ventilação e a perfusão são óptimas e equivalentes. Idealmente, a taxa de ventilação em cada unidade deve ser igual à taxa de perfusão para essa mesma unidade, resultando numa relação V/Q igual a um (13).

No entanto, a ventilação não é distribuída uniformemente nos pulmões, principalmente devido à influência da gravidade. Na posição vertical, os alvéolos na parte superior dos pulmões estão mais expandidos do que os da parte inferior, o que resulta numa maior ventilação na base do pulmão. Além disso, a resistência e a distensibilidade variáveis das vias aéreas também contribuem para a distribuição desigual da ventilação. Como o pulmão não funciona de forma ideal, nem todas as unidades são funcionais. Podem existir unidades bem ventiladas mas mal perfundidas (unidades de espaço morto), unidades mal ventiladas mas bem perfundidas (unidades de shunt) e unidades mal ventiladas e mal perfundidas (unidades silenciosas). As unidades de espaço morto e de shunt podem causar perturbações significativas nas trocas gasosas, enquanto o impacto das unidades silenciosas neste processo é menos relevante (14, 15).

A perfusão, por outro lado, é o processo pelo qual o sangue desoxigenado passa pelos pulmões para ser oxigenado. Isto ocorre através da circulação pulmonar, onde o sangue passa através de capilares à volta dos alvéolos, permitindo a troca de gases. O sangue oxigenado deixa então os pulmões e regressa ao coração.

A difusão de gases através das membranas alvéolo-capilares é essencial para as trocas gasosas. A lei de Fick descreve este processo, que depende da área de superfície, da espessura da membrana e de outros factores (15). As trocas gasosas têm lugar nos alvéolos, estruturas hemisféricas ocas que se renovam constantemente e que são compostas por dois tipos de células: os pneumócitos de tipo I, que cobrem a maior parte da superfície alveolar, e os pneumócitos de tipo II, que sintetizam o surfactante pulmonar para evitar o colapso alveolar. A partir do alvéolo, o oxigénio passa para o capilar devido à diferença de pressão entre a pressão alveolar de oxigénio (PAO2) e a pressão capilar de oxigénio, que é igual à pressão venosa mista de oxigénio. Este processo segue os princípios da Lei de Fick, da Lei de Henry e da Lei de Graham. De acordo com a Lei de Fick, a taxa de difusão de um gás através de uma membrana é proporcional à diferença de pressão em cada lado da membrana, à área de superfície de difusão e inversamente proporcional à espessura da membrana. Em condições normais, a diferença de pressão entre a PAO2 e a pressão venosa de oxigénio permite que o oxigénio se difunda do alvéolo para o capilar, enquanto o dióxido de carbono se move na direção oposta. A grande superfície de troca e a fina espessura da membrana alvéolo-capilar favorecem a eficiência da difusão. No entanto, na prática, a PAO2 e a pressão arterial de oxigénio (PaO2) não são iguais devido à presença de sangue não oxigenado que se mistura com o sangue arterializado, criando um curto-circuito anatómico que afecta a pressão parcial de oxigénio. Isto reflecte-se no gradiente alvéolo-arterial de oxigénio (DAaO2), que varia entre 5 e 10 mmHg quando se respira ar com uma concentração de oxigénio de 21% (14).

O rácio V/Q, que é o rácio entre a ventilação e a perfusão, é essencial para as trocas gasosas normais. Se a ventilação for superior à perfusão, o rácio V/Q será superior a 1 e vice-versa. Um desequilíbrio nesta relação pode causar perturbações nas trocas de oxigénio e dióxido de carbono. As alterações nas trocas gasosas podem resultar em hipoxémia, hipercapnia ou numa combinação de ambos os eventos.

- A hipoxémia é definida como uma diminuição da pressão parcial de oxigénio no sangue arterial (PaO2) e reflecte geralmente anomalias nas trocas gasosas, exceto nos casos em que a hipoxémia se deve a uma diminuição da pressão parcial de oxigénio inspirada (PIO2), como acontece em grandes altitudes ou quando se respira uma mistura gasosa com concentrações de oxigénio inferiores a 21%. Existem cinco causas principais de hipoxémia (14):

- Hipoxémia devido à diminuição da PIO2.
- Hipoxémia devido a hipoventilação.
- Hipoxemia devida a perturbações da difusão.
- Hipoxémia devido a um desequilíbrio na relação V/Q.
- Hipoxémia devido ao aumento do shunt.

Estas causas podem resultar de uma variedade de condições fisiológicas ou patológicas. A identificação da causa subjacente à hipoxemia é crucial para determinar o tratamento adequado e corrigir o desequilíbrio nas trocas gasosas.

- Hipercapnia: A eficácia da ventilação é avaliada objetivamente através da análise gasimétrica, especialmente através da medição da pressão arterial de dióxido de carbono (PaCO2), cuja magnitude depende da relação entre a produção de CO2 (VCO2) e a ventilação alveolar (VA). O rácio é expresso como PaCO2 = KVCO2 / VA, em que a constante (K) tem um valor de 0,863. Quando a produção de CO2 excede a ventilação alveolar, a PaCO2 aumenta, resultando em hipercapnia. Este fenómeno pode ocorrer em casos de aumento do metabolismo tecidular em que a resposta ventilatória é inadequada, ou quando os esforços ventilatórios não conseguem remover eficazmente o CO2 devido a uma produção excessiva. A PaCO2 também pode estar elevada em situações em que a ventilação alveolar está diminuída devido a problemas respiratórios, como bradipneia ou obstrução brônquica. Por outro lado, a PaCO2 diminui (hipocapnia) quando a ventilação alveolar excede a produção de CO2. Esta situação pode ocorrer quando o sistema respiratório tem de eliminar uma carga ácida gerada por uma acidose metabólica. No entanto, também pode ocorrer em situações de hiperventilação, como em resposta a hipoxémia, dor ou ansiedade. Além disso, a hipocapnia pode ser causada por uma diminuição da produção de CO2, como durante a anestesia ou em casos de hipotensão arterial.

A medição contínua do VCO2 pode ser efectuada utilizando um capnómetro, e o VA pode ser calculado utilizando o volume corrente (VT) e a frequência respiratória (FR). A determinação do espaço morto anatómico (ADV) e a ventilação "perdida" no espaço morto anatómico podem ser utilizadas para calcular a VA. Na prática clínica, são utilizados diferentes métodos para avaliar a ventilação, incluindo a avaliação semiológica dos sinais clínicos de hipo ou hiperventilação, bem como a análise gasimétrica, em que a PaCO2 é um parâmetro valioso para identificar distúrbios ventilatórios (14).

2.4. Transporte de gases.

O transporte de gases é essencial para manter a atividade celular normal e ocorre através da integração entre os sistemas respiratório e circulatório. A difusão, impulsionada por diferenças de gradiente de pressão parcial e extensas superfícies de troca, é o principal mecanismo de movimentação de gases no sistema respiratório. O oxigénio é transportado principalmente sob duas formas: dissolvido no plasma e combinado com a hemoglobina. Embora a fração de oxigénio dissolvido seja pouco significativa em comparação com o teor total de oxigénio, é crucial para determinar a saturação da hemoglobina. A hemoglobina, uma proteína composta por grupos globina e heme, actua como veículo de transporte, captando o oxigénio nos capilares pulmonares e libertando-o nos tecidos de acordo com a pressão de oxigénio no plasma, como mostra a curva de dissociação da hemoglobina. O dióxido de carbono, por outro lado, é produzido a nível mitocondrial como produto do metabolismo celular. É transportado principalmente como bicarbonato no plasma, como compostos de carbamino com proteínas plasmáticas ou como ácido carbónico após reagir com a água. Também é transportado através dos glóbulos vermelhos, onde pode ser dissolvido no fluido no interior da célula ou combinado com grupos amino da hemoglobina, facilitando o seu transporte dos tecidos para os pulmões para eliminação (16).

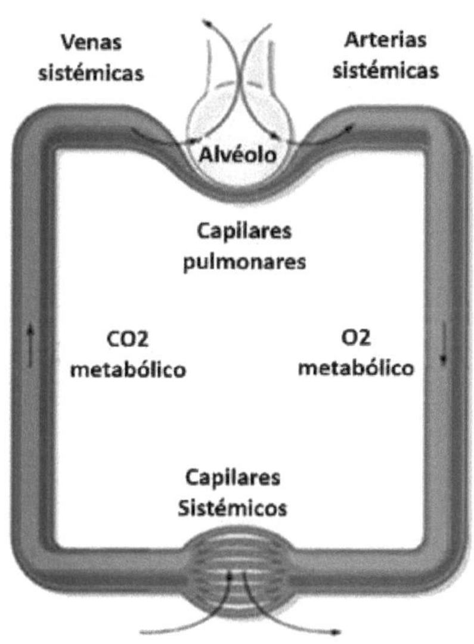

Figura 4. Transporte de O2 e CO2 no sangue arterial e venoso (16).

2.5. Equilíbrio ácido-base

O equilíbrio ácido-base é fundamental para o bom funcionamento do organismo, uma vez que vários órgãos trabalham em conjunto para manter o pH, o equilíbrio elétrico, o equilíbrio osmótico e a volemia constantes. A concentração de hidrogeniões é crucial, uma vez que pequenas variações podem causar perturbações graves em vários órgãos. Em condições normais, o pH do sangue é mantido constante pela produção e eliminação contínuas de ácidos e bases, sendo o mais importante o ácido carbónico, formado pela hidratação do CO2. Os tampões são soluções que limitam as flutuações do pH por conterem uma mistura de substâncias. O sistema respiratório, através de sensores sensíveis às variações de pH, regula a ventilação para aumentar ou diminuir a eliminação de CO2, de modo a manter um pH constante. Para avaliar o equilíbrio ácido-base, é utilizada a relação de Henderson-Hasselbach, em que a relação entre o bicarbonato e o ácido carbónico reflecte o comportamento do sistema tampão do organismo. A regulação do pH está fortemente relacionada com a respiração, a pressão de CO2 e o equilíbrio hidroelétrico, no qual os rins estão envolvidos. Quando um componente desta relação é alterado, a compensação ocorre através da modificação de outro componente para manter o equilíbrio. Por exemplo, se o HCO3 estiver alterado, o sistema respiratório ajusta a PaCO2 através de alterações na ventilação. Embora esse mecanismo seja rápido, ele tem limitações, pois a ventilação não pode ser aumentada indefinidamente para remover o CO2 ou reduzida excessivamente para retê-lo (16).

3. <u>MÉTODOS DE AVALIAÇÃO FUNCIONAL PULMONAR</u>

3.1. **Testes de diagnóstico funcional e interpretação em fisioterapia respiratória.**

3.1.1. Gases no sangue arterial.

A gasimetria arterial é uma técnica invasiva utilizada para avaliar as trocas gasosas pulmonares e o equilíbrio ácido-base. A amostragem é efectuada nas artérias radial, umeral ou femoral e é utilizada para diagnosticar e avaliar a gravidade e a evolução dos distúrbios ácido-base. Os parâmetros analisados incluem (17):

- pH: Com um intervalo normal de 7,35-7,45. Valores diminuídos <7,35 indicam acidose, enquanto valores aumentados >7,45 indicam alcalose.
- $PaCO_2$: Com um intervalo normal de 35-45 mmHg. Valores aumentados >45 mmHg indicam hipercapnia, e valores diminuídos <35 mmHg indicam hipocapnia.
- PaO_2 : Com um intervalo normal de 80-100 mmHg. Valores diminuídos <80 mmHg indicam hipóxia.
- SaO_2 : Com um valor normal >95%. Valores diminuídos <95% indicam dessaturação.
- HCO_3 : Com uma gama normal de 22-26 mEq/L. Valores aumentados >26 mEq/L indicam aumento de bases, e valores diminuídos <22 mEq/L indicam diminuição de bases.

Parâmetro		Normal	Melhorado	Diminuído
pH	Equilíbrio ácido-base	7,35 - 7,45	Alcalose > 7,45	Acidose <7,35
PaCO₂	Pressão parcial arterial de dióxido de carbono	35-45 mmHg	Hipercapnia >45	Hipocapnia <35

PaCO$_2$	Pressão arterial de oxigénio	80-100 mmHg	-	Hipóxia < 80
SatO$_2$	Quantidade de hemoglobina reduzida pelo oxigénio	>95%	-	Dessaturação <95%
HCO$_3$	Bicarbonato de sangue	22-26 mEq/L	Aumentar as bases >26	Diminuir Bases <22

Resumo dos parâmetros normais, diminuídos e aumentados da gama arterial (17).

O equilíbrio ácido-base e a ventilação alveolar são avaliados pela relação entre o pH, a concentração de bicarbonato (HCO) e a PaCO , relacionados na equação de Henderson-Hasselbach. Os principais distúrbios ácido-básicos incluem (17):

- Acidose respiratória: pH <7,35 e PaCO >45 mmHg, causada pela retenção de dióxido de carbono.
- Alcalose respiratória: pH >7,45 e PaCO <35 mmHg, causada pela rápida eliminação de dióxido de carbono.
- Acidose metabólica: pH <7,35 e HCO <22 mEq/L, causada por retenção de ácido ou perda de bicarbonato.
- Alcalose metabólica: pH >7,45 e HCO >26 mEq/L, causada por perda de ácido ou retenção de bicarbonato.

Apresenta-se de seguida um quadro recapitulativo dos principais distúrbios ácido-base.

PRINCIPAIS PERTURBAÇÕES ÁCIDO-BASE					
Equilíbrio ácido-base	Causas	Compensação	Evolução do pH	Terminologia	Sintomatologia
	$\uparrow$ HCO3		Correção pH 7,60		Retenção de dióxido de carbono. hipoventilação, causada por depressão do SNC
	PaCO2				

↓ pH		= HC03	O pH mantém-se ácido.	Acidose respiratória	(medicamentos ou lesões), asfixia.
	HC03	↓ PaC02	Correção pH 7,40	Acidose metabólica	Produção excessiva de ácido (choque, envenenamento) ou perda de bicarbonato.
		= PaC02	-		Compensação com hiperventilação (respiração de Kaussmaul). Hiperpneia.
↑ pH	PaC02	↓ HC03	Correção pH 7,40	Alcalose respiratória	Eliminação do dióxido de carbono. Hiperventilação (ansiedade, febre, hipertermia, taquipneia). O HCO3 é eliminado pela urina, tamponando >pH.
		= HC03	O pH mantém-se alcalino		
	HC03	↑ PaC02	Correção pH 7,40	Alcalose metabólica	Gaseificação do pH, perda de ácido ou retenção de bicarbonato. Etiologia Hiperemese (perda de ácido clorídrico) ou ingestão de álcalis. Respiração lenta (hipoventilação), superficial, hipertonia, inquietação, tremores, confusão, apatia, convulsão, coma grave.
		= PaC02, sem alterações .	O pH mantém-se alcalino		

Quadro 3: Resumo dos principais distúrbios ácido-base (17).

3.1.2. Oximetria de pulso

A oximetria de pulso é um método não invasivo que utiliza métodos fotoeléctricos para medir o oxigénio transportado pela hemoglobina nos vasos sanguíneos. O oxímetro de pulso é colocado em zonas do corpo com bom fluxo sanguíneo e transparência, como os dedos, o lóbulo da orelha ou o pé. ₂Embora os gases do sangue arterial sejam necessários para uma medição exacta da saturação arterial de oxihemoglobina (SaO), a oximetria de pulso fornece uma medição exacta da saturação arterial de oxihemoglobina. ₂A oximetria de pulso fornece uma estimativa da saturação de oxigénio da hemoglobina, indicada como SpO (saturação arterial por oximetria de pulso). ₂É importante notar que a oximetria de pulso fornece uma aproximação da SpO e não fornece uma medição exacta como os gases sanguíneos arteriais. A saturação fisiológica normal deve ser superior a 95%. Os valores de saturação de oxigénio são (9):

- Normal: 95%-100% Normal: 95%-100% Normal: 95%-100% Normal: 95%-100% Normal: 95%-100% Normal: 95%-100% Normal: 95%-100
- Dessaturação ligeira: 90%-94%.
- Dessaturação moderada: 85%-89%.
- Dessaturação grave: <84%.

A validade e a fiabilidade das medições do oxímetro de pulso convencional podem ser afectadas por várias circunstâncias (18):

- Movimento: O movimento, especialmente em crianças pequenas ou recém-nascidos, pode afetar a precisão das medições. Durante o movimento, o comprimento da ótica muda e pode confundir o oxímetro, detectando o movimento do sangue venoso como se fosse arterial.
- Baixa perfusão: A magnitude do sinal disponível para o oxímetro de pulso depende da perfusão do leito vascular entre o díodo emissor de luz e o sensor da sonda do monitor. Estados de baixa perfusão, tais como choque ou hipotermia, podem alterar as leituras.
- Pigmentação da pele e verniz das unhas: A pele escura e o verniz das unhas podem interferir com a capacidade do oxímetro para interpretar a saturação de oxigénio.
- Interferência electromagnética: A energia electromagnética externa, tal como a proveniente de scanners de TAC ou electrocauterizações,

pode causar interferência na leitura do oxímetro e resultar em leituras incorrectas.

- Interferência da luz ambiente: A luz ambiente intensa, como a fototerapia ou as luzes da sala de operações, pode interferir com as leituras do oxímetro ao alterar a função dos fotodetectores.

- Variantes da hemoglobina: A presença de carboxihemoglobina (COHb) no sangue pode sobrestimar os valores de oxigenação arterial, uma vez que a COHb absorve a luz vermelha de forma semelhante à oxihemoglobina. Isto pode ocorrer em casos de envenenamento por monóxido de carbono (CO) ou em fumadores.

Além disso, a oximetria de pulso permite o registo contínuo, por exemplo, durante o período de sono, em doentes com suspeita de hipoxemia nocturna, como na síndrome de apneia obstrutiva do sono (SAOS), doenças neuromusculares ou DPOC (19).

3.1.3. Avaliação da força respiratória.

A força da musculatura respiratória pode ser avaliada através da medição da pressão respiratória, que inclui a pressão inspiratória máxima (Pimax) e a pressão expiratória máxima (Pemax). Estas medições são efectuadas com um manómetro ou um dispositivo eletrónico e são expressas em centímetros de água (cmH2O). Segue-se uma descrição da forma como a avaliação é efectuada (20):

- Pico de pressão inspiratória (Pimax): Pode ser medido pela boca ou pelo nariz.
  - Para a medição por via oral, o doente deve sentar-se com as costas direitas num local calmo. Deve ocluir o nariz com clips nasais. O doente expira até ao volume residual (VR) e, em seguida, inspira o máximo possível. O esforço inspiratório é mantido durante 3-5 segundos. São efectuadas pelo menos seis manobras, com um minuto de repouso entre cada manobra. São seleccionadas as três melhores manobras e as mais reprodutíveis. Considera-se normal uma Pimáx > 75-80 cmH2O nos homens e > 50 cmH2O nas mulheres.
  - Para o teste Sniff, são efectuadas 10 manobras Sniff a partir da capacidade residual funcional (CRF) em intervalos de 30

segundos. É selecionado o valor mais elevado. Um valor superior a 70 cmH2O nos homens e > 60 cmH2O nas mulheres é considerado normal.

- Pico de pressão expiratória (Pemax): É medido de forma semelhante à Pimax, mas o doente efectua uma inspiração máxima até à capacidade pulmonar total (CPT) e, em seguida, uma expiração máxima. O esforço é mantido durante 3-5 segundos. São seleccionados os três melhores e mais reprodutíveis. Uma Pemax > 100 cmH2O nos homens e > 80 cmH2O nas mulheres é considerada normal.

É importante notar que os valores de referência podem variar consoante a população e recomenda-se que se estabeleçam valores de referência específicos para cada laboratório.

3.1.4. Espirometria.

Desde a introdução das directrizes de espirometria forçada pela Sociedade Espanhola de Pneumologia e Cirurgia Torácica (SEPAR) em 1985, a prática da espirometria generalizou-se em toda a Espanha devido à sua simplicidade e eficácia. No entanto, é importante referir que, após 15 anos, a SEPAR decidiu atualizar novamente os procedimentos, reflectindo a constante evolução nesta área. O objetivo desta revisão é estabelecer as normas necessárias para garantir a precisão e a interpretação correcta dos resultados da espirometria, permitindo que os profissionais de saúde, incluindo pneumologistas, médicos de cuidados primários e enfermeiros, realizem o teste de acordo com normas uniformes (20).

A espirometria, um dos pilares da avaliação da função pulmonar, engloba a medição da capacidade dos pulmões para manipular o ar e é essencial no diagnóstico e monitorização das condições respiratórias. Através desta técnica, exploram-se os volumes estáticos e dinâmicos e determinam-se as capacidades pulmonares, contribuindo assim para a identificação de obstrução, restrição ou uma combinação de ambas, bem como para a avaliação da adaptabilidade pulmonar ao esforço.

A espirometria mede a quantidade de ar que os pulmões conseguem movimentar em função do tempo, representada pelos gráficos volume-tempo e fluxo-volume. Os equipamentos modernos estão equipados com pneumotacómetros que permitem a leitura instantânea do fluxo e o cálculo do volume diferencial, gerando a curva fluxo-volume, uma ferramenta normalizada a nível mundial. Existem dois tipos de espirómetros (9):

- Espirómetros de volume: Ainda são utilizados como referência para calibrações. Estes aparelhos são fechados e são constituídos por uma parte ligada à via aérea do doente, selada com água (ou, em versões mais modernas, com pistão ou fole, conhecidos como espirómetros secos), e outra parte ligada a um quimógrafo que regista os valores de volume. Em função da velocidade, o registo permite calcular o fluxo.

- Espirómetros de fluxo ou Pneumotacógrafos: Estes dispositivos medem o caudal em função de uma resistência conhecida que gera uma diferença de pressão entre os dois lados da passagem de ar. A informação sobre o caudal é transmitida a um sistema de medição analógico ou digital. Podem variar na sua conceção e podem ser de turbina, pistão, fio quente, ultra-sons, entre outros.

Apesar da sua importância, a espirometria simples não abrange a avaliação de volumes estáticos fundamentais, como a capacidade pulmonar total (CPT), a capacidade residual funcional (CRF) e o volume residual (VR), para os quais são necessárias técnicas adicionais, como a diluição com hélio ou a pletismografia corporal. A espirometria forçada, utilizando um pneumotacógrafo, permite medir a capacidade vital forçada (CVF), o volume expiratório forçado no primeiro segundo (VEF1) e o fluxo expiratório forçado entre 25% e 75% da CVF (FEF 25-75%) (14).

Para realizar a espirometria, é necessário dispor de um espaço adequado e de um equipamento constituído por uma secção de receção e uma secção de interpretação do sinal. Estes podem ser espirómetros de volume, que foram os primeiros a ser desenvolvidos e são utilizados principalmente para calibrar o equipamento, ou espirómetros de fluxo, que medem o fluxo inicialmente a partir de uma resistência conhecida (20).

A espirometria é utilizada para uma variedade de indicações no processo de diagnóstico de doenças respiratórias e de avaliação da função pulmonar. Algumas das indicações específicas incluem (20):

- Avaliar a função pulmonar na presença de sintomas, sinais ou dados laboratoriais anormais (dispneia, cianose, hipoxémia).
- Medir o impacto das doenças respiratórias, como a DPOC ou as doenças intersticiais difusas.
- Avaliar o efeito de doenças de outros órgãos na função pulmonar, como as doenças do tecido conjuntivo ou a artrite reumatoide.
- Avaliar os indivíduos em risco de doenças respiratórias devido a factores como o tabagismo ou a exposição a poeiras inorgânicas.
- Avaliar os riscos pré-operatórios, incluindo as reacções pulmonares.
- Avaliação do prognóstico de doenças respiratórias, como a preparação para o transplante pulmonar.
- Avaliar o estado de saúde antes de um exercício físico intenso, como é o caso dos atletas de alta competição.

Podemos ainda encontrar algumas contra-indicações, estas são relativas e estão normalmente relacionadas com a incapacidade de realizar uma correcta manobra expiratória máxima forçada, quer por limitações físicas ou psicológicas, quer em doenças com contra-indicações para manobras que aumentem a pressão intratorácica. Incluem (20):

- Falta de cooperação ou de compreensão para efetuar a manobra.
- Enfarte do miocárdio recente (menos de 1 mês).
- Descolamento da retina, cirurgia às cataratas, pneumotórax, hemoptise recente.
- Dores no peito ou abdominais de qualquer causa (traumatismos, fracturas).
- Traqueostomia.
- Problemas bucais, hemiparesia, intolerância ao bocal.
- Ataques de tosse.
- Incontinência urinária.

- Broncoespasmo.
- Dor no peito.
- Pneumotórax.
- Tonturas ou síncope.

A competência do técnico de espirometria é fundamental para detetar e interromper o exame em caso de complicações. Não insistir na obtenção de dados se o doente apresentar alguma destas complicações; em vez disso, a espirometria deve ser adiada para outro dia. Se for utilizada para o acompanhamento (21):

- Avaliar a eficácia da intervenção terapêutica.
- Acompanhar a evolução das doenças respiratórias.
- Monitorizar atentamente a função pulmonar em indivíduos expostos a agentes nocivos ou a tomar medicamentos com potenciais efeitos pulmonares adversos.

Pode também ser utilizado para a avaliação da deficiência e da incapacidade para o trabalho:

- Utilização da função pulmonar como medida de incapacidade para o trabalho.
- Utilização da função pulmonar na peritagem jurídica.

Em Saúde Pública:

- Realizar estudos epidemiológicos.
- Contribuir para a investigação clínica.

Antes da realização da espirometria, é importante que o doente siga algumas recomendações e se prepare adequadamente para garantir a validade e a qualidade dos resultados obtidos. Seguem-se algumas das pré-recomendações e passos de preparação. Antes da espirometria, o doente deve (21):

- Não fumar.
- Evitar o exercício físico intenso pelo menos 30 minutos antes.
- Usar vestuário que não restrinja as manobras de respiração.
- Evitar grandes refeições nas duas horas anteriores.

- Evitar o consumo de álcool ou de cafeína nas horas que antecedem o evento.
- Não é necessário vir com o estômago vazio.
- Se a espirometria for diagnóstica, devem ser cumpridos intervalos específicos sem medicação broncodilatadora antes do teste, dependendo do tipo de medicação.

É importante que o doente compreenda o objetivo e o procedimento da espirometria para melhorar a cooperação do doente e a qualidade dos resultados. Antes do teste, devem ser tomadas medidas antropométricas e registados os dados relevantes do doente. Durante pelo menos 5 minutos antes do teste, o doente deve permanecer sentado e relaxado enquanto recebe instruções sobre a manobra a efetuar (21).

Seguem-se instruções para a realização correcta da espirometria (20):

- Introduzir os clips nasais e a boquilha (não deformável) na boca, certificando-se de que os lábios estão bem fechados à volta dos mesmos.
- Pedir ao doente para efetuar uma inspiração máxima de forma gradual e sem forçar, com uma breve pausa quando atingir a capacidade pulmonar total (CPT) inferior a 1 segundo.
- Efetuar uma expiração rápida forçada máxima até os pulmões estarem completamente esvaziados até ao volume residual (VR).
- Se necessário, efetuar uma inspiração rápida máxima com esforço máximo para fornecer dados de inspirometria.
- Repetir as instruções na medida do necessário para obter pelo menos três manobras tecnicamente satisfatórias, das quais pelo menos duas sejam reprodutíveis, com um limite máximo de 8 tentativas.
- Verificar a exatidão dos traçados e registar os dados obtidos.

Os critérios de aceitação baseiam-se nas recomendações da ATS e da ERS e são os seguintes (20):

- Os layouts não devem conter artefactos.
- Recomenda-se a inclusão do traçado dos 0,25 segundos iniciais antes da expiração para avaliar a qualidade da manobra.

- Não deve haver amputação no final do prazo de validade.
- A manobra deve ser iniciada por extrapolação retrógrada, com um volume extrapolado inferior a 5% da capacidade vital forçada (FVC) ou 150 ml.
- É preferível que a expiração dure mais de 6 segundos.
- A manobra deve terminar quando a variação de volume num segundo não exceder 25 ml.
- Os critérios de reprodutibilidade centram-se na variabilidade da CVF e do volume expiratório forçado no primeiro segundo (VEF1), que deve ser inferior a 200 ml ou a 5% em pelo menos duas das manobras.
- É importante ressaltar que o não cumprimento do critério expiratório por 6 segundos ou mais não é motivo suficiente para eliminar uma manobra, pois alguns pacientes podem ter dificuldade em mantê-la. Também é comum encontrar manobras com cessação abrupta ou defeitos no início da expiração.

Durante a realização do teste, é comum encontrar erros que podem invalidar o teste. Estes incluem a falta de esforço máximo por parte do doente, tosse durante o primeiro segundo, obstruções não intencionais da boquilha (como a língua ou próteses), fim abrupto da manobra, início irregular da manobra ou duração inferior a 6 segundos. A prevenção destes erros é essencial para obter resultados exactos e fiáveis (20).

As variáveis estudadas na espirometria são (22):

- Volumes estáticos
  - Volume corrente (VC): A quantidade de ar inspirado ou expirado em cada ciclo respiratório, normalmente cerca de 500 ml.
  - Volume de reserva inspiratório (VRI): O volume máximo de ar que pode ser inalado para além de uma inalação normal, aproximadamente 3000 ml.
  - Volume de reserva expiratório (VRE): O volume máximo de ar que pode ser expirado após uma expiração normal, cerca de 1100 ml.
  - Volume residual (VR): O volume de ar que permanece nos pulmões após uma expiração máxima, aproximadamente 1200 ml.

- Capacidade Inspiratória (CI): O volume máximo de ar que pode ser inalado após uma expiração normal, calculado como a soma da VC e do VRI, cerca de 3500 ml.
- Capacidade residual funcional (CRF): O volume de gás que permanece nos pulmões no final de uma expiração silenciosa, calculado como a soma do VR e do VRE, aproximadamente 2300 ml.
- Capacidade vital (CV): O volume máximo de ar que pode ser expirado após uma inspiração máxima, calculado como a soma do VRI, VC e VRE, geralmente entre 3 e 5 litros.
- Capacidade pulmonar total (CPT): O volume total de ar nos pulmões no final de uma inspiração máxima, calculado como a soma da CV e do VR, cerca de 5900 ml.

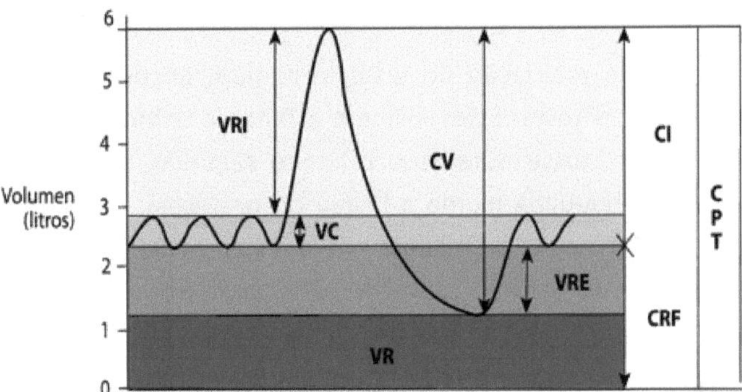

Figura 5: Representação dos volumes pulmonares estáticos (22).

- Volumes dinâmicos (22):
  - Capacidade vital forçada (CVF): o volume máximo de ar que pode ser expelido durante uma expiração forçada e completa a partir de uma inspiração máxima.
  - Volume expiratório forçado no primeiro segundo (FEV1): O volume de ar expelido durante o primeiro segundo de uma expiração forçada completa a partir de uma inalação máxima.

- Rácio FEV1/FVC: O rácio entre o FEV1 e a FVC, normalmente entre 0,75-0,80 (75-80%), indica a proporção de ar que pode ser expelido rapidamente.
- Fluxo Expiratório Forçado 25-75% (FEF 25-75%): É o fluxo de ar durante os 50% intermédios de uma expiração forçada, que avalia a função das pequenas vias aéreas.
- Pico de fluxo expiratório ou Pico de fluxo (PEF): O fluxo de ar máximo durante uma expiração forçada, utilizado para avaliar a função pulmonar, especialmente na asma e na DPOC.

Se estudarmos as principais variáveis, a espirometria forçada baseia-se em duas variáveis principais: a Capacidade Vital Forçada (CVF) e o Volume Expiratório Forçado no primeiro segundo (VEF1). A CVF representa o volume máximo de ar expirado numa manobra expiratória de esforço máximo, iniciada após uma inspiração máxima, e é expressa em litros. Por outro lado, o FEV1 corresponde ao volume máximo de ar expirado no primeiro segundo da manobra de FVC, também expresso em litros. O rácio FEV1/FVC mostra a relação entre estas duas variáveis, fornecendo informações sobre a função pulmonar. Não deve ser confundido com o índice de Tiffeneau, que é definido como a relação entre o VEF1 e a capacidade vital (CV) na espirometria lenta (9).

Para além dos volumes, são considerados vários fluxos respiratórios. O fluxo expiratório médio (FEF25-75% ou MMEF) é calculado como o fluxo entre 25% e 75% da manobra expiratória forçada e é expresso em litros por segundo. O pico de fluxo expiratório (PFE) é obtido a partir do valor de pico da curva fluxo-volume e é também expresso em litros por segundo. Os fluxos expiratórios instantâneos (FEFx%) referem-se ao fluxo quando uma determinada percentagem da CVF foi expirada, sendo os mais comuns o FEF25%, o FEF50% e o FEF75% (expressos em litros por segundo). Estes parâmetros são cruciais para a avaliação da função pulmonar e podem ser especialmente úteis quando se utiliza equipamento portátil simplificado (9).

A espirometria é um instrumento essencial para o diagnóstico, avaliação da gravidade e acompanhamento das doenças respiratórias. Na interpretação dos resultados, é fundamental ter em conta tanto a representação gráfica como os valores numéricos, devendo esta interpretação ser personalizada para cada doente. A espirometria é considerada normal quando os seus valores estão acima do limite inferior do intervalo de confiança (LCI). Este limite é de cerca de 80% do valor teórico para o VEF1, CVF e CV, bem como de cerca de 70% para a relação VEF1/CVF em indivíduos com idade inferior a 65 anos e estatura média. Para o FEF25-75%, o LIN é de aproximadamente 60%. Embora as deficiências ventilatórias obstrutivas e restritivas sejam frequentemente definidas na prática clínica com base na relação VEF1/CVF, recomenda-se a utilização das equações de referência para interpretações mais exactas e realistas. Isto permite uma avaliação mais completa e adequada da função pulmonar de cada doente. A insuficiência ventilatória obstrutiva é definida por um rácio FEV1/FVC reduzido (inferior a LIN). Embora um critério de 0,7 ou 70% seja habitualmente utilizado na prática clínica, esta abordagem pode não ser tão exacta, conduzindo a falsos negativos nos jovens e falsos positivos nos idosos (9).

A insuficiência ventilatória "não obstrutiva" caracteriza-se por uma CVF reduzida com uma relação VEF1/CVF acima da LIN ou do valor médio de referência. Deve suspeitar-se de uma perturbação restritiva quando a CVF é inferior à LIN, a relação VEF1/CVF excede a LIN e a curva fluxo-volume apresenta uma morfologia convexa. A classificação ATS/ERS do VEF1 também é utilizada para estabelecer a classificação da restrição (20).

Patologia	Normal	Obstrutiva	Restritivo
Volume / Tempo	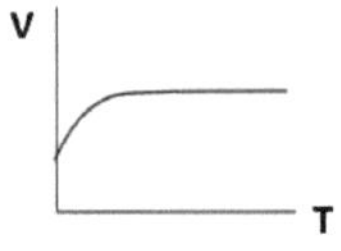	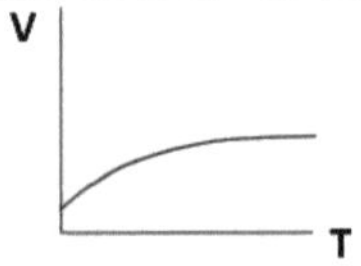	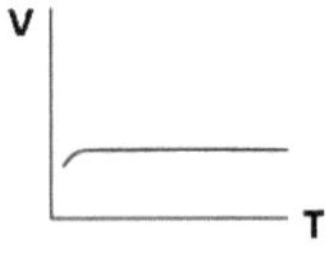

Representação gráfica dos padrões de acordo com o rácio tempo/volume (20).

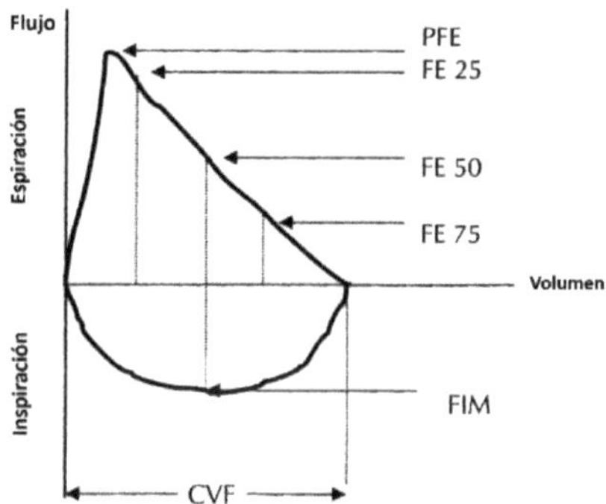

Figura 6 - Representação gráfica do padrão normal da morfologia da curva fluxo-volume (23).

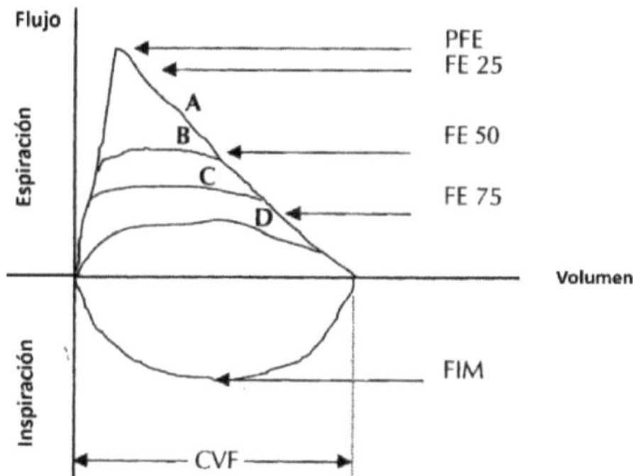

Figura 7 - Representação gráfica da alteração da porção descendente da alça expiratória. A curva normal A, as curvas B, C e D representam um procedimento mal realizado ou fraqueza da musculatura abdominal (23).

- Perturbação da ventilação obstrutiva.

A obstrução ao fluxo aéreo manifesta-se por uma diminuição desproporcionada dos fluxos a baixos volumes, o que se reflecte numa forma côncava da curva fluxo-volume. Quantitativamente, observa-se uma redução proporcionalmente maior do FEF75% ou do FEF25-75% do que do FEV1. Para classificar a obstrução, utiliza-se a classificação ATS/ERS do FEV1. Sempre que se confirma uma perturbação ventilatória obstrutiva, recomenda-se a realização de uma prova broncodilatadora (PBd) para avaliar se a obstrução é reversível. Este teste consiste na administração de salbutamol e é avaliado se o FEV1 ou a FVC aumentarem 12% e 200 ml em relação à linha de base. A insuficiência ventilatória obstrutiva caracteriza-se por várias características (20):

- Um rácio FEV1/FVC reduzido inferior a 70% (inferior a LIN).
- Uma CVF normal, acima do valor de referência de 80%.
- Uma diminuição desproporcionada dos caudais a baixos volumes, reflectida numa forma côncava da curva caudal-volume.
- Uma diminuição do FEV1 ou do FEF25-75%. Quantitativamente, há uma redução proporcionalmente maior no FEF75% ou FEF25-75% ou MEF 25-75% do que no FEV1.

A gravidade da insuficiência ventilatória obstrutiva é classificada de acordo com o valor do FEV1, seguindo as recomendações da ATS/ERS (20):

FEV1 (% valor de referência)	Gravidade
>70%	Ligeiro
70-60%	Moderado
50-59%	Moderado - Grave
49-35%	Sério
<35%	Muito sério

Tabela 5: Classificação da gravidade dos distúrbios ventilatórios (20).

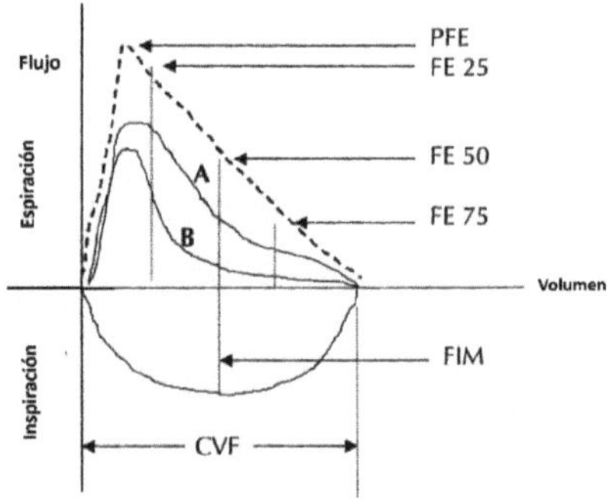

Figura 8: Curva fluxo-volume na doença obstrutiva. A e B representam o padrão obstrutivo. No entanto, a obstrução é mais grave em B, pois as velocidades de fluxo são mais reduzidas e o ramo descendente da alça expiratória é mais côncavo. A linha pontilhada representa a curva fluxo-volume normal (23).

- A insuficiência ventilatória restritiva é caracterizada por (20):
  - Um rácio FEV1/FVC superior a 70% (acima da LIN) ou mesmo superior ao valor médio de referência.
  - Uma CVF reduzida abaixo da LIN.
  - Além disso, uma síndrome restritiva é confirmada quando também é observada:
  - Uma curva de fluxo-volume de morfologia convexa.
  - Uma redução do CPT para menos de 80%.

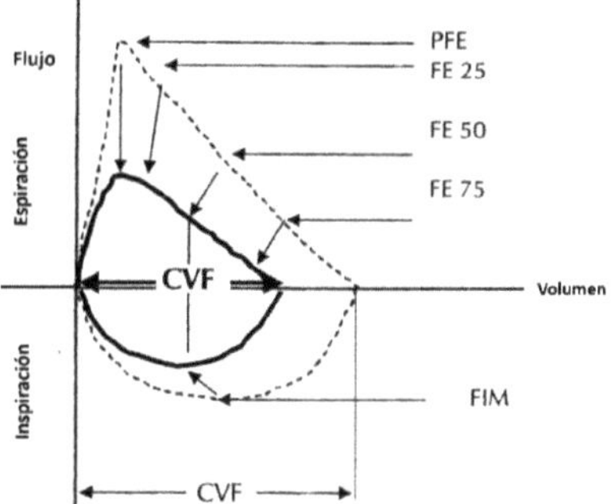

Curva fluxo-volume na doença restritiva (linha sólida) em que a CVF é inferior ao normal esperado (linha tracejada) (23).

- A perturbação mista é definida por (20):
  - Uma CVF reduzida abaixo da LIN.
  - Um rácio FEV1/FVC inferior a 70% (inferior a LIN).
  - Para distinguir se a origem é o aprisionamento de ar (hiperinsuflação) ou a verdadeira restrição, a CPT deve ser medida e a presença de restrição confirmada quando a CVF ou a CV estão diminuídas.

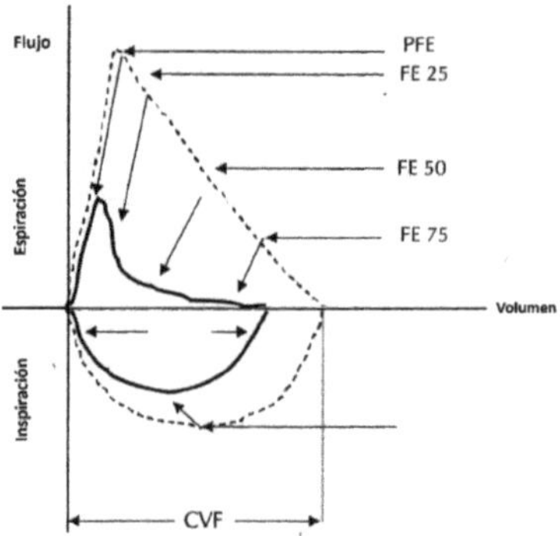

Figura 10: Curva de fluxo-volume na doença mista (linha sólida). A linha pontilhada representa a curva de fluxo-volume normal (23).

ESPIROMETRIA			
FEV1 /FVC > 70% FEV1 /FVC > 70% FEV1 /FVC > 70% FEV1 /FVC		FEV1 /FVC < 70%.	
FEV1 E FVC > 80%.	CVF < 80%.	CVF > 80	CVF < 80%.
NORMAL	**RESTRITIVO**	**OBSTRUTIVO**	**MISTURADO**

Tabela 6: Representação sumária da espirometria

3.1.5. Auscultação:

A auscultação teve origem com René Laënnec, que descreveu os sons respiratórios com base numa analogia psicoacústica com os sons da natureza. Nos anos 70, a utilização de computadores para analisar estes sons levou a uma nomenclatura mais simples e científica, baseada em parâmetros físicos de medição. Atualmente, a descrição dos sons respiratórios é físico-acústica, permitindo uma melhor compreensão da mecânica pulmonar e uma objetivação da fisioterapia. Para compreender os sons respiratórios, é importante conhecer alguns parâmetros físicos simples. Os sons são ondas mecânicas vibracionais que se transmitem através da matéria. Estas vibrações podem ser periódicas ou aperiódicas. As vibrações periódicas podem ser simples ou complexas, e a sua análise baseia-se na amplitude (intensidade) e no período (tempo necessário para um ciclo de vibração), que determinam a frequência (número de ciclos por unidade de tempo). As vibrações complexas são decompostas em ondas simples e a análise de Fourier pode ser aplicada para examinar o seu espetro e determinar o seu timbre (4).

Por outro lado, as vibrações aperiódicas incluem impulsos curtos e contínuos. Estes últimos, tal como os sons respiratórios normais, ocorrem de forma anárquica no tempo e requerem a utilização da transformada rápida de Fourier para o traçado da sua amplitude-frequência. Todos os sons respiratórios seguem um processo que envolve uma origem, transmissão através de um ressonador e captação pelo recetor. Quando realizamos a auscultação, estamos a analisar vibrações mecânicas e devemos prestar atenção principalmente aos seguintes parâmetros (4):

- Frequência: determina se o som é agudo (alta frequência) ou grave (baixa frequência).
- Intensidade ou amplitude: indica se o som é forte ou fraco. À medida que a frequência diminui, a intensidade do som também diminui.
- Timbre: descreve a composição espetral do som, determinando se é escuro ou claro.
- Duração ou tempo: indica se o som é curto ou longo, o que pode ser relevante para distinguir entre diferentes tipos de sons respiratórios.

Para realizar uma auscultação pulmonar precisa e eficaz, devem ser seguidas as seguintes directrizes (4):

- Ambiente silencioso: Efetuar a auscultação num local sem ruído ambiente que possa interferir com os sons pulmonares.
- Estetoscópio de qualidade: Utilize um estetoscópio de boa qualidade para isolar os sons exteriores e melhorar a transmissão do som.
- Contacto direto com a pele: Aplicar o estetoscópio diretamente na pele do doente para evitar interferências causadas por tecidos.
- Posição do doente: O ideal é começar a auscultação com o doente sentado, pois permite uma comparação bilateral óptima e uma ventilação homogénea do diafragma. Se tal não for possível, pode iniciar a auscultação com o doente em supino e depois em decúbito lateral para abordar todas as zonas do tórax.
- Instruções para o doente: Pedir ao doente que respire regularmente de forma profunda pela boca para aumentar a turbulência das vias respiratórias e facilitar a geração e transmissão do som.

- Sequência da auscultação: Começar pela auscultação da parte inferior do tórax e progredir para a parte superior. É importante auscultar a traqueia no início para evitar confusão auditiva. Assegurar que a auscultação é feita simetricamente em ambos os lados do tórax, exceto quando o doente se encontra em decúbito lateral. Ouvir pelo menos um ciclo respiratório completo em cada ponto.
- Pressão firme: Aplicar a campânula do estetoscópio firmemente na pele para evitar deslocações que possam causar ruídos indesejáveis.
- Conclusão: Concluir a sequência de auscultação colocando o doente em decúbito lateral de ambos os lados. Esta posição facilita a transmissão dos sons pulmonares e melhora a ventilação e a densidade do parênquima pulmonar.

A nomenclatura internacional descrita a seguir segue as directrizes propostas pela Associação Internacional de Sons Pulmonares (ILSA), que foi aceite pelo CORSA (Consórcio para a Análise Normalizada dos Sons Respiratórios) e se baseia nas propriedades físico-acústicas dos sons respiratórios. Esta nomenclatura fornece um quadro normalizado para a análise dos sons pulmonares através de um programa informático especializado. Na auscultação pulmonar, distinguem-se dois tipos de sons (4):

- Sons Respiratórios: Estão sempre presentes e devem ser analisados para detetar qualquer alteração. Dividem-se em (19):
  - Sons respiratórios normais (NR): Têm um timbre escuro e originam-se nas vias aéreas médias e centrais. São filtrados pelo parênquima pulmonar ventilado e são ouvidos principalmente nas bases pulmonares durante a inspiração. Apresenta as seguintes características:
    - Baixa frequência.
    - Timbre escuro/severo.
    - Origem das vias aéreas centrais e médias.
    - Transmissão através do parênquima pulmonar saudável, onde não existe líquido e existe uma proporção adequada de ar.

- Pode ser ouvido em toda a parede torácica, normalmente nas bases dos pulmões.
    - Estas características são úteis na distinção entre diferentes tipos de sons respiratórios e podem ser utilizadas na avaliação clínica para detetar possíveis anomalias no sistema respiratório.
  - Sons respiratórios brônquicos (BRR): Têm um timbre claro e são gerados nas vias aéreas médias e centrais. São ouvidos na parede torácica e a sua presença pode indicar consolidação do parênquima pulmonar. Têm as seguintes características:
    - Alta frequência.
    - Timbre claro/agudo.
    - Origem das vias aéreas centrais e médias.
    - Transmissão através do parênquima pulmonar saudável.
    - Pode ser ouvido nos ápices pulmonares de uma pessoa adulta saudável.
    - É importante notar que os sons respiratórios brônquicos nos ápices do pulmão não são patológicos devido à menor quantidade de parênquima pulmonar nesta área, resultando numa menor filtragem do ar e do ruído. No entanto, se for encontrado em qualquer outro local da região torácica que não os ápices, pode indicar patologia.
  - Ruído Respiratório Traqueal (TRN): Semelhante ao TRN, mas tem origem na traqueia. É importante auscultar em adultos. Apresentam as seguintes características:
    - Alta frequência.
    - Timbre claro/agudo.
    - Origem em estruturas como a faringe, a laringe, a traqueia e a primeira geração brônquica.
    - Transmissão não filtrada através do parênquima pulmonar.
    - Pode ser sentida em ambos os lados da traqueia.
- Sons adventícios: São sons patológicos que são adicionados aos sons respiratórios normais. São divididos em (19):
  - Crepitações: correspondem a vibrações aperiódicas pulsadas e podem indicar secreções brônquicas patológicas ou abertura

súbita de uma via aérea. São classificados de acordo com a frequência e a fase do ciclo respiratório em que ocorrem.

- Crepitações de base fina (BF):
    - Aparecem no início da inspiração.
    - Indicam a presença de secreções nas vias respiratórias próximas.
    - São audíveis sem a utilização de um estetoscópio.
- Abdominais finos e médios (MF):
    - Aparecem a meio da inspiração.
    - Indicam a presença de secreções nas vias respiratórias médias.
- Crepitações apicais finas (AF):
    - Aparecem no final da inspiração ou no início da expiração.
    - Indicam a presença de secreções nas vias respiratórias distais.
- A génese destes sons pode ser atribuída a duas hipóteses:
    - Abertura súbita de uma via aérea previamente fechada: Este tipo de crepitação ocorre no pulmão profundo.
    - Passagem através de secreções brônquicas: Estas crepitações ocorrem no pulmão proximal.

- Sibilos: São vibrações aperiódicas contínuas que ocorrem nos terminais dos brônquios. São classificadas de acordo com a frequência e a ocorrência no ciclo respiratório.
- Rhonchi: Sibilância polifónica de baixa frequência que indica secreções nas vias aéreas proximais.

- Ruídos à distância:
- Estridor: O estridor é um som respiratório anormal caracterizado por um som agudo e de alta frequência. É produzido pela vibração das estruturas das vias aéreas superiores, especialmente durante a inspiração. A sua presença indica uma obstrução parcial ou total das vias respiratórias, desde o nariz até ao meio da traqueia. O estridor inspiratório e expiratório é um sinal clínico importante que sugere uma obstrução grave das vias

aéreas. Pode ser causado por uma série de factores, incluindo (19).

- Infecções: Como a laringite, que pode ser viral (por exemplo, devido ao vírus parainfluenza), bacteriana ou de outro microrganismo.
- Alergias: Reacções alérgicas que causam inflamação do trato respiratório superior.
- Traumatismo: Lesões nas vias aéreas superiores que causam inchaço ou estreitamento das estruturas respiratórias.
- Condições congénitas: Anomalias anatómicas presentes desde o nascimento que afectam o tamanho ou a forma das vias respiratórias.

É importante notar que o estridor pode ser um sinal de emergência médica, especialmente se for acompanhado de dificuldade respiratória grave. Nesses casos, deve procurar-se imediatamente assistência médica para avaliar e tratar a obstrução das vias respiratórias e garantir uma oxigenação e ventilação adequadas.

A sequência de auscultação do tórax posterior e anterior é a seguinte (4)

- Face traseira:
  - 1-2 Lóbulo inferior: segmento inferior
  - 3-4 Lóbulo inferior: segmento lateral
  - 5-6 Lóbulo inferior: segmento apical
  - 7 Lóbulo superior: segmento apical
  - 8 Lóbulo superior: segmento apical/posterior
- Frente:
  - 9-10 Lóbulo inferior: segmento anterior
  - 11 Lóbulo mediano
  - 12 Lóbulo superior: Lingula
  - 13-14 Lóbulo superior: segmento anterior
  - 15-16 Lóbulo superior: segmento apical

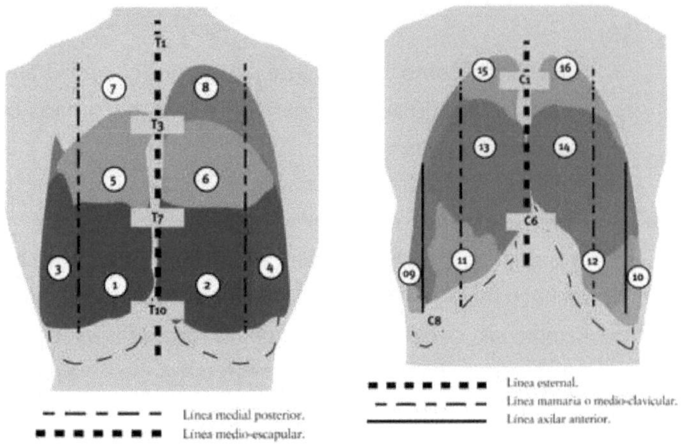

Figura 11: Sequência de auscultação do tórax posterior (esquerda) e do tórax anterior (direita) (4).

3.1.6. Pletismografia corporal.

A pletismografia corporal é um procedimento utilizado para medir a capacidade residual funcional (CRF) e a resistência das vias aéreas (RVA). Consiste num sistema que inclui uma cabina hermética onde o indivíduo se senta, dois manómetros para medir as pressões, um fluxómetro ligado a uma cabeça pneumotacográfica através da qual o indivíduo respira e uma válvula eléctrica que se fecha durante a medição. O indivíduo é colocado no interior da cabina hermética e respira através do pneumotacógrafo, que regista a pressão da boca equiparada à pressão alveolar. Após alguns minutos de respiração normal, o bocal é fechado quando o doente expira completamente. O doente tenta então inspirar com o bocal fechado, o que aumenta temporariamente a pressão no interior da caixa. A pressão no interior da caixa é registada por outro manómetro. No final da expiração, a pressão alveolar e a pressão da cabina são iguais, e o volume de gás intratorácico é semelhante ao da CRF. O volume no interior do pletismógrafo é conhecido (23).

Este procedimento é utilizado para medir a capacidade pulmonar total e a resistência das vias aéreas, bem como para determinar o volume residual. Também ajuda no diagnóstico de doenças obstrutivas das vias aéreas (23).

As indicações para a medição abrangem várias situações clínicas (24):

- Deteção precoce da limitação do fluxo de ar, especialmente em casos de risco de desenvolvimento de doença pulmonar obstrutiva crónica, como em mulheres de meia-idade com deficiência de alfa1-antitripsina.
- Determinar o "gás preso" em casos de doenças pulmonares específicas.
- Estabelecer o diagnóstico de insuficiência ventilatória restritiva e caraterizar o padrão de insuficiência funcional nestas doenças.
- Nos casos em que se suspeita de uma combinação de perturbações obstrutivas e restritivas, a medição do volume pode confirmar a restrição e distinguir entre elas, bem como fornecer uma medida quantitativa da sua gravidade.
- Detetar a resposta dos volumes pulmonares ao teste de broncodilatadores e monitorizar a resposta a intervenções terapêuticas.
- Estabelecer um prognóstico, avaliar o risco cirúrgico e avaliar a incapacidade para o trabalho.
- Ajudar na interpretação de outros exames dependentes do volume.
- Quantificar o espaço aéreo não ventilado pela diferença entre a capacidade residual funcional medida por pletismografia e a capacidade avaliada por diluição com hélio.

As contra-indicações são principalmente relativas e estão relacionadas com a realização da espirometria forçada que normalmente acompanha este exame. Algumas delas incluem (24):

- Falta de compreensão ou de cooperação por parte do doente
- Hemoptise recente
- Pneumotórax tratado com drenagem torácica
- Aneurisma torácico, abdominal ou cerebral

- Patologia cardiovascular instável
- Cirurgia ocular recente,
- Doença aguda que possa interferir com o teste,
- Cirurgia torácica ou abdominal recente
- Doentes traqueostomizados sem ligação hermética ao sistema
- Lesões destrutivas da massa facial que permitem a fuga de gás,
- Factores que limitam o acesso do doente à cabina pletismográfica, como a claustrofobia ou a necessidade de oxigénio suplementar e de fluidos intravenosos que não podem ser temporariamente interrompidos.

3.2. Avaliação do doente respiratório.
3.2.1. Historial médico.

O processo de recolha da história clínica é fundamental para qualquer intervenção de Fisioterapia Respiratória, e uma história clínica bem elaborada tem o potencial de fornecer um diagnóstico preciso em aproximadamente 75% dos casos. Para além disso, os dados recolhidos durante a anamnese orientam o exame físico e podem reduzir a necessidade de testes adicionais. Fornece também informações cruciais para selecionar as técnicas de tratamento adequadas, avaliar a evolução do doente e determinar a eficácia das intervenções realizadas. Além disso, permite uma discussão objetiva e científica dos resultados obtidos. Existem vários modelos de registos médicos, nomeadamente (19):

- História clínica cronológica: segue a evolução do doente por ordem cronológica, tradicionalmente utilizada em meio hospitalar.
- Registo médico orientado para os problemas de saúde (HCOPP): centra-se nos problemas de saúde do doente e na sua relevância para o médico ou para o doente.
- História clínica protocolada: utiliza perguntas fechadas e é utilizada para doenças específicas, como a anestesiologia.

Ao fazer uma anamnese, estabelecemos alguns objectivos, que são (19):

- Organizar as informações de forma a facilitar a compreensão do problema e a identificação dos objectivos.

- Assegurar a continuidade, transferindo todas as informações relevantes para o registo médico.
- Garantir a qualidade dos cuidados de saúde através da objetivação das informações, que podem também servir de documento legal, se necessário.

A informação deve ser orientada para a ação, pelo que é crucial selecionar os dados relevantes e fornecer as informações necessárias. No mínimo, o registo médico deve incluir (19):

- Dados administrativos do paciente e do fisioterapeuta responsável.
- Antecedentes pessoais e familiares, diagnóstico etiológico, farmacologia atual, alergias, hábitos tabágicos e sintomas actuais.
- Utilização de terapia respiratória domiciliária, como ventilação mecânica não invasiva ou oxigénio suplementar.
- Exame inicial e diagnóstico fisioterapêutico.
- Objectivos terapêuticos e plano de tratamento, incluindo o número de sessões previstas e as contra-indicações.
- Registo da evolução e de quaisquer incidentes relevantes.
- Avaliação final para o relatório de quitação.

3.2.2. Exame físico e funcional.
- Observação estática do tórax:

O tórax está anatomicamente dividido em quatro lados: anterior, posterior e dois laterais, e é avaliado por linhas de referência anatómicas, como a linha axilar anterior, a linha médio-clavicular, a linha médio-esternal, a terceira costela e a oitava costela, que ajudam a detetar possíveis desvios. Distinguem-se dois tipos de tórax: longo e estreito, com o eixo vertical mais longo do que o eixo transversal, e curto e largo, com o eixo vertical mais curto do que o eixo transversal. As alterações morfológicas do tórax podem afetar a sua forma e função (23):

- Tórax em barril: Diâmetro anteroposterior aumentado e costelas horizontalizadas, característicos de enfisema pulmonar.

- Pectum excavatum: O afundamento da parte anterior do tórax, especialmente do esterno, pode limitar a mobilidade das costelas e comprimir o pulmão esquerdo.
- Pectum carinatum: protrusão do esterno para a frente, normalmente associada à asma.
- Tórax paralítico: achatado, com as costelas inclinadas para baixo, associado a fraqueza da musculatura respiratória.
- Tórax assimétrico: Perda da simetria lateral do tórax, associada a escoliose e atelectasia.
- Tórax cifótico: Limitação da mobilidade das costelas devido a uma curvatura excessiva para trás.
- Tórax escoliótico: assimetria da mobilidade das costelas devido a escoliose.
- Tórax raquítico: costelas inelásticas e proeminências esféricas palpáveis na junção condro-costal, com abdómen volumoso.
- Peito de saia: estreitamento circular nos peitorais com alargamento na parte inferior, associado à asma em jovens.
- Tórax pleurítico: Característico de derrame pleural, com abaulamento das cartilagens costais no lado afetado e achatamento no lado saudável.

- Avaliação dinâmica do tórax:

É feita uma avaliação da forma como a caixa torácica se move nos planos sagital e frontal, pedindo ao doente que respire de forma habitual. A partir de uma abordagem frontal, examina-se principalmente o padrão de movimento na parte inferior do tórax, uma vez que é mais visível, enquanto que a partir de uma perspetiva sagital, determina-se se a respiração é predominantemente realizada pelo movimento da parte superior do tórax ou pelo envolvimento do abdómen e do diafragma. Por conseguinte, em relação ao padrão respiratório, são considerados os seguintes aspetos (25):

- Tipo de padrão respiratório: costal superior, costal inferior ou abdomino-diafragmático.
- Intensidade da ventilação: se profunda ou superficial.

- Coordenação tóraco-abdominal: observa-se como o tórax e o abdómen se expandem durante a inspiração. São identificadas as possíveis disfunções diafragmáticas que podem alterar este processo.
- Sinergias ventilatórias: São avaliados os movimentos anormais associados à respiração, como a tração dos músculos respiratórios acessórios ou a contração ativa dos músculos abdominais. Encontramos também o sinal de Hoover, que avalia se durante a inspiração existe um movimento paradoxal das costelas, ou seja, se o diâmetro transversal diminui em vez de aumentar. Isto pode indicar uma disfunção diafragmática ou outras irregularidades na mecânica respiratória.
- Rácio tempo de inspiração-expiração: Normalmente, o rácio entre o tempo de inspiração e o tempo de expiração é de 1:2, o que significa que o tempo passado a expirar é o dobro do tempo passado a inspirar.
- Modo ventilatório: Refere-se à forma como a ventilação é efectuada, se pelo nariz, nariz e boca ou apenas pela boca.
- Frequência respiratória: O número de respirações por minuto. Em condições normais, um adulto respira entre 12 e 15 respirações por minuto em repouso. As alterações da frequência respiratória podem incluir:
  - Taquipneia: Aumento da frequência respiratória, com respiração rápida e superficial (mais de 24 respirações por minuto).
  - Bradipneia: diminuição da frequência respiratória (menos de 10 respirações por minuto).
  - Apneia: Períodos de falta de ar.
  - Polipneia: aumento da profundidade e da frequência respiratória.
  - Hiperpneia ou batipneia: aumento da profundidade dos movimentos respiratórios.
  - Hipopneia: respiração superficial com amplitude reduzida.
- Alterações dos ritmos respiratórios:

- Respiração de Kussmaul: Caracteriza-se por uma inspiração ampla, profunda e ruidosa, seguida de uma breve pausa e depois de uma expiração curta e ofegante. Normalmente observada em doentes com acidose diabética e coma.

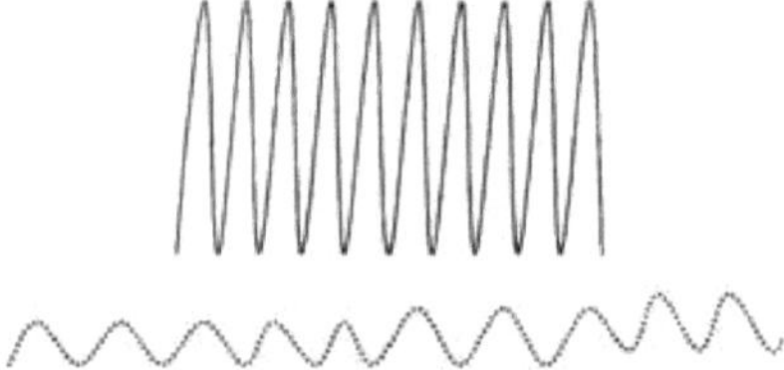

Figura 12. Representação esquemática da respiração de Kussmaul (A linha pontilhada representa o padrão normal) (23).

- Respiração de Cheyne Stokes: Caracterizada por uma série de respirações de profundidade crescente e decrescente seguida de um período de apneia. Pode ser observada em doentes com várias condições médicas, como insuficiência cardíaca, coma, etc.

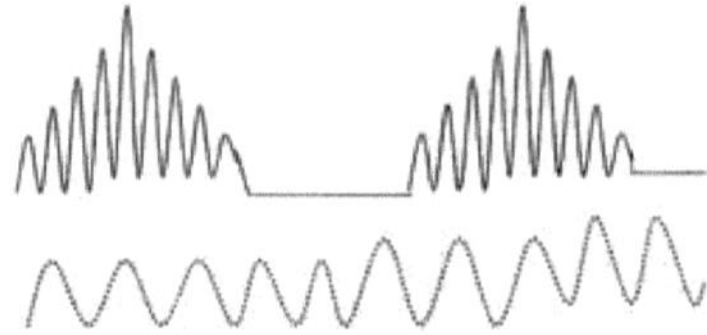

Figura 13. Representação esquemática da respiração de Cheyne Stokes (a linha a tracejado representa o padrão normal) (23).

- Respiração de Biot: Respirações irregulares de profundidade variável interrompidas por intervalos de apneia. Observa-se em estados pré-agónicos e em casos de lesões do centro respiratório.

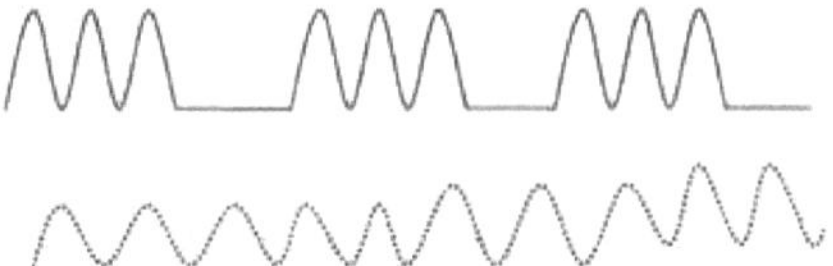

Figura 14. Representação esquemática da respiração de Biot (A linha pontilhada representa o padrão normal) (23).

- Respiração Suspiratória, Nervosa ou Disfrénica: Consiste numa inspiração profunda e ruidosa seguida de uma expiração prolongada, acompanhada de sentimentos de angústia e opressão precordial. Pode estar associada a problemas emocionais, ansiedade, entre outros.
- Respiração ondina: Caracteriza-se pela perda transitória da respiração automática e pode ser observada em lesões agudas da medula oblonga ou da medula espinal cervical superior.
- Apneia do sono: Refere-se a pausas na respiração durante o sono, com sons inspiratórios altos no final da apneia. Esta perturbação pode resultar num sono não reparador.
- Soluços: São contracções súbitas do diafragma que produzem um som caraterístico quando o ar passa pela glote.

Para avaliar a mobilidade do tórax, procede-se a um exame manual do tórax utilizando as técnicas de amplexação superior e inferior, bem como de amplexão. Os pormenores das manobras são apresentados a seguir:

- Na amplexação superior, as mãos são posicionadas sobre as cavidades supraclaviculares, com os polegares sobre os processos espinhosos e os dedos médio e indicador sobre as clavículas. É importante aplicar uma pressão suave sem exercer força para permitir que o tórax se mova livremente.
- Para a amplexação inferior, as mãos são colocadas simetricamente ao nível da linha infraescapular, com os polegares afastados da coluna vertebral.

- In amplexion: Utiliza-se para determinar a amplitude do movimento respiratório na direção antero-posterior de cada hemitórax. Uma mão é colocada na face anterior e a outra na face posterior de cada lado do tórax, tanto superior como inferior. Durante a inspiração e a expiração profunda, observa-se que ambos os hemitórax se expandem simultaneamente e com igual amplitude em ambas as fases respiratórias.

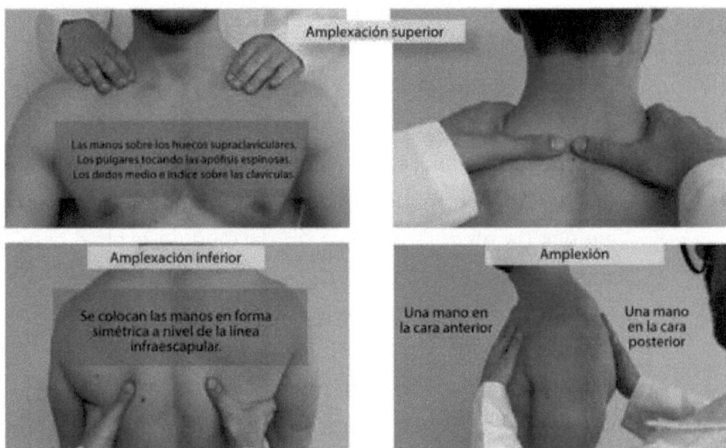

Figura 15. Exame manual do tórax em manobras de amplexação (25).

- A avaliação da mobilidade torácica também pode ser efectuada tendo em conta as zonas de Keith. O fisioterapeuta posiciona as mãos com os polegares virados um para o outro sobre a zona a avaliar. Pede-se então ao doente que inspire e expire profundamente. A mobilidade da caixa torácica é avaliada de acordo com a separação entre os dois polegares, observando se ocorre de forma sincronizada ou se existem bloqueios ou outras anomalias. Durante a avaliação, o paciente é instruído a inspirar lenta e profundamente, enquanto observa a separação entre os dois polegares do fisioterapeuta. Uma separação mínima de 1 cm é considerada normal e pode ser tão pequena como 3-5 cm. Para além disso, é prestada atenção a qualquer assimetria de movimento em relação à linha de referência, em que uma diferença mínima de 0,5 cm pode ser significativa para a avaliação. As áreas estão distribuídas da seguinte forma (9):

- ▪ Zona 1: Inclui a primeira costela e o manúbrio esternal.
- ▪ Zona 2: Compreende as costelas superiores, da segunda à sexta costela.
- ▪ Zona 3: Abrange as costelas inferiores, da sétima à décima.
- ▪ Zona 4: Abrange as costelas flutuantes que não estão funcionalmente relacionadas com o tórax.

Realiza-se uma avaliação instrumental do tórax, onde se avalia a capacidade de expansão da caixa torácica, utilizando um cirtómetro ou uma fita de Rosenthal. São marcados pontos simétricos, um anterior e outro posterior, no tórax, nomeadamente ao nível da base do tórax (toracometria xifoide) e no terço superior do tórax (toracometria axilar superior). Em seguida, desenha-se numa folha de papel um semicírculo que une os dois pontos marcados. O paciente é instruído a efetuar uma inspiração costal profunda, seguida de uma expiração profunda. Obtém-se assim uma representação gráfica da secção transversal, que permite observar as alterações da estática e da dinâmica das costelas. Esta avaliação não só permite a visualização da expansão torácica, como também facilita a reeducação funcional personalizada, que pode ajudar a ajustar a mobilidade na área de interesse, conforme necessário (9).

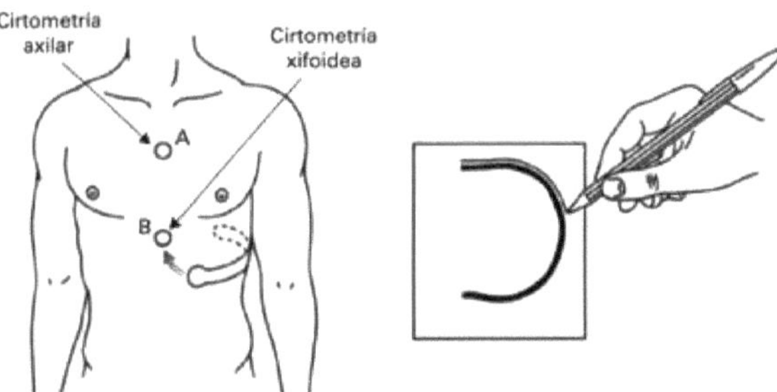

Figura 16: Avaliação do tórax com um cirtómetro (26).

Condições de cirtometria (26):

- • A respiração do doente deve ser do tipo costal, evitando a respiração abdominal.

- A inspiração e a expiração devem ser de igual intensidade; recomenda-se que o doente pratique várias vezes antes da medição.
- Os pontos de referência marcados no tórax devem ser simétricos.
- O cirtómetro deve unir os pontos anterior e posterior perpendicularmente à coluna vertebral. Para além disso, os pontos do mesmo lado do tórax devem estar alinhados verticalmente e na linha média.
- Para obter resultados óptimos, a medição deve ser realizada com o doente de pé e com o tronco nu, embora isto possa variar consoante o estado do doente.
- Se a medida estiver correcta, os dois semicírculos correspondentes a cada hemitórax devem continuar um para dentro do outro, coincidindo nos seus pontos.

Se efectuarmos uma avaliação diafragmática dinâmica, utilizaremos a radiografia dinâmica ou a radioscopia para avaliar a capacidade de expansão da área abdominal através de três medidas principais (26):

- O índice freio-inspiratório regista a deslocação máxima do diafragma na direção caudal. É calculado medindo a distância entre a linha central dos dois trajectos do diafragma durante a respiração normal e o percurso do diafragma durante a inspiração máxima.
- O índice freio-expiratório quantifica o deslocamento máximo do diafragma na direção craniana. É obtido medindo a distância entre a linha central das duas trajectórias diafragmáticas durante a respiração normal e a trajetória diafragmática durante a expiração máxima.
- O índice cinético-freio, ou trajetória total, representa a deslocação total máxima do diafragma. É calculado medindo a distância entre a posição cranial máxima e a posição caudal máxima do diafragma.

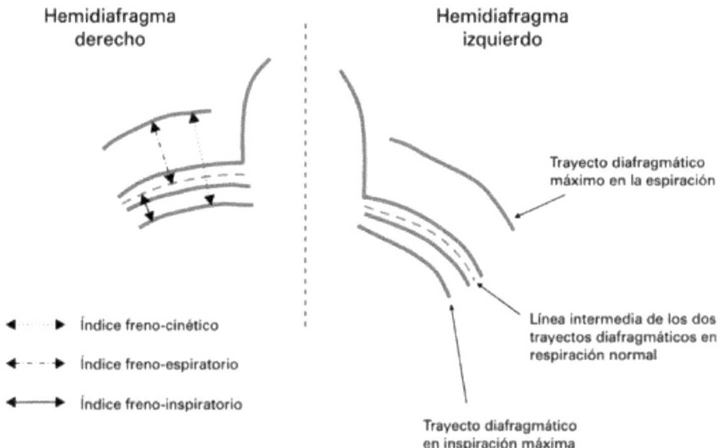

Figura 17. Representação dos 3 índices de avaliação da dinâmica diafragmática (26).

Estes índices podem variar consoante a posição do doente. Na posição de pé, predomina o índice freio-expiratório, enquanto na posição supina predomina o índice freio-inspiratório. Por conseguinte, é aconselhável efetuar todas as medições na mesma posição para uma comparação exacta dos resultados obtidos em cada tratamento. Num indivíduo saudável, a mobilidade diafragmática pode atingir até 10 cm (26).

- Avaliação da musculatura respiratória:

As articulações das costelas, das vértebras e do esterno limitam a mobilidade específica do tórax durante a respiração. Com a ação dos músculos, as costelas deslocam-se para modificar os diâmetros vertical, transversal e ântero-posterior do tórax. Durante a inspiração, a maioria dos músculos respiratórios está ativa, gerando três fases de alargamento torácico através da contração do diafragma (27):

- Na primeira fase, as cúpulas diafragmáticas achatam-se, aumentando o diâmetro vertical do tórax.

- Na segunda fase, as nervuras inferiores são levantadas e horizontalizadas, aumentando o diâmetro transversal, o que se designa por movimento "bucket-handle".
- Na terceira fase, as costelas superiores e o esterno elevam-se, aumentando o diâmetro ântero-posterior, o chamado movimento de "alavanca da bomba".

Durante a inspiração, o diafragma contrai-se, aumentando o volume pulmonar e criando uma pressão intrapleural mais negativa, o que evita o colapso dos pulmões. A expiração normal é passiva devido à elasticidade da parede torácica e do parênquima pulmonar e ao relaxamento dos músculos inspiratórios. No entanto, em actividades que exigem muita energia, como o riso, o canto ou a atividade física, os músculos expiratórios são activados. Os brônquios encurtam, os músculos intercostais internos puxam as costelas para baixo e para dentro, enquanto os músculos abdominais aumentam a pressão intra-abdominal, deslocando o diafragma para cima (27).

Os principais músculos respiratórios podem ser classificados em dois grupos, de acordo com a sua função predominante: inspiratórios ou expiratórios (26).

- Principalmente os músculos inspiratórios:
    - Esternocleidomastoideu
    - Peitoral maior e menor
    - Serrátil posterior superior
    - Trapézio
    - Escalenos anterior e médio
    - Intercostais externos
- Principalmente os músculos expiratórios:
    - Intercostais internos
    - Rectus abdominis
    - Músculos abdominais oblíquos
    - Serrate menor
    - Abdómen transverso

Cada um destes músculos tem um papel específico durante a respiração, contribuindo para o movimento das costelas, a expansão e contração do tórax e a alteração do volume pulmonar necessária para as trocas gasosas.

Podemos distinguir outros tipos de musculatura que influenciam a respiração, tais como (26):

- Os músculos intercostais externos, juntamente com a porção paraesternal dos intercostais internos, são considerados primariamente inspiratórios. Durante a inspiração, os intercostais externos se contraem e se ativam nos espaços intercostais superiores em uma sequência craniocaudal. Por outro lado, os intercostais internos, classicamente considerados músculos expiratórios, contraem-se durante a expiração nos espaços intercostais inferiores com uma ativação sequencial caudocraniana. Ambos os grupos são inervados pelos nervos intercostais. Embora a sua contribuição exacta para a mecânica respiratória não seja completamente clara e possa ser principalmente postural, também desempenham papéis importantes na rotação do tronco.
- Os músculos acessórios estão inactivos durante a respiração em repouso nos indivíduos normais, mas podem ser activados em determinadas condições. Estão divididos em:
    - Músculos acessórios da inspiração: Este grupo inclui os músculos que elevam as costelas, como o peitoral maior, o peitoral menor, o trapézio, o serrátil e o esternocleidomastóideo, bem como alguns músculos da laringe. Estes músculos desempenham um papel importante na ventilação em pessoas com doença pulmonar obstrutiva crónica (DPOC). Dentre eles, o esternocleidomastóideo é o que mais contribui para a mecânica respiratória, como evidenciado em pacientes tetraplégicos com lesão medular alta, onde se observa hipertrofia e contração vigorosa durante a inspiração.
    - Músculo expiratório acessório: Representado pelo músculo esternocostal ou esterno triangular, actua quando a capacidade residual funcional diminui e nas manobras expiratórias forçadas espontâneas, como a tosse e o riso.

As principais acções musculares que ocorrem durante a respiração dinâmica podem ser divididas em:

- Inalação dinâmica: os escalenos, a partir do seu ponto fixo superior na coluna cervical, posteriorizam as duas primeiras costelas, assegurando assim a posição correcta do ângulo de Louis e evitando a depressão inspiratória paradoxal da parte superior do tórax. Além disso, activam os músculos intercostais externos, cujas fibras têm uma orientação semelhante e se estendem por todo o espaço intercostal, protegendo a caixa torácica do colapso sob pressão atmosférica. Dorsalmente, os supracostais, que se estendem desde as vértebras cervicais até às costelas inferiores, têm uma direção de fibras semelhante à dos intercostais externos e dos escalenos. Estendem-se até ao espinhoso transverso e mantêm o braço da costela menor no lugar, permitindo a sua elevação e impedindo a sua subluxação para baixo. Isto ajuda a manter a boa orientação do braço da costela maior. Ao nível lombar, os espinhos transversos transmitem tensão às inserções vertebrais do músculo transverso do abdómen, preparando-o para responder à contração do diafragma. Sugere-se que os espinhos transversos dão um ponto fixo ao centro frénico, embora alguns defendam que é sobretudo a fáscia endotorácica que desempenha esta função. O músculo transverso do abdómen controla a pressão intra-abdominal, dirigindo-a para cima durante a inspiração, o que contribui para a retificação do tronco e evita uma pressão excessiva sobre a bacia inferior. O triângulo esternal, uma extensão do transverso do abdómen, liga-se ao esterno e às cartilagens costais, suspendendo o esterno na caixa torácica e limitando a elevação excessiva das costelas. A tonicidade do reto abdominal ajuda a manter o esterno na vertical, enquanto o transverso do abdómen controla a abertura do ângulo de Charpy e a elevação excessiva da parte inferior do tórax, impedindo a dissociação esteno-costal durante a inspiração. Uma vez que tudo esteja no lugar, o diafragma eleva a sínfise da caixa torácica, aumentando assim todos os diâmetros torácicos a partir de um simples movimento de elevação da caixa torácica (27).
- Expiração dinâmica: Nesta fase, conhecida como complacência torácica, os músculos relaxam, devolvendo a caixa torácica à sua

posição inicial. Este relaxamento está diretamente relacionado com a elasticidade dos elementos anatómicos do tórax e dos pulmões. Para compreender melhor este fenómeno, é importante compreender a fisiologia costal. O arco costal articula-se posteriormente com o disco intervertebral e o processo transverso da vértebra inferior, e anteriormente com o esterno através da cartilagem costal. As costelas rodam sobre si próprias ao nível da inserção do seu disco, apoiando-se no processo transverso que as suporta no exterior. Observando os arcos costais do 4º ao 10º, nota-se que estão torcidos sobre si mesmos, o que significa que as suas duas extremidades estão em rotação oposta. Esta torção pode ser ilustrada com a analogia de um braço: rodando externamente o braço a partir da raiz e dobrando-o de seguida, simula-se a forma de um arco costal, mostrando como a rotação interna e externa se combinam no movimento. Durante a inspiração, a rotação interna da extremidade distal do arco costal é acentuada, assim como a rotação externa da sua extremidade proximal, fazendo com que a costela se torça mais sobre si mesma. Isto mantém o esterno na vertical e opõe-se à tonicidade excessiva dos músculos posteriores, mantendo a oitava dorsal como vértice da cifose. O esterno é mantido em boa posição pela tonicidade dos rectos abdominais, enquanto o esterno triangular apoia as cartilagens costais. Durante a inspiração, as costelas apertam este músculo com o seu movimento de elevação e rotação interna distal, o que, juntamente com a elasticidade das cartilagens costais, leva o tórax anterior para baixo. Exceto na expiração forçada, o tempo expiratório é passivo, o que significa que os músculos não estão activos durante esta fase (27).

- Métodos de avaliação da musculatura respiratória:

A força e a resistência são duas propriedades fundamentais de qualquer músculo, incluindo os músculos respiratórios. A força refere-se à capacidade contrátil máxima de um músculo e depende de factores como a massa muscular, o tamanho transversal do músculo, a coordenação intramuscular e intermuscular e a composição muscular. A resistência, por outro lado, é definida como a capacidade de manter um esforço por um período de tempo prolongado abaixo do máximo e está relacionada com a capacidade aeróbica do músculo. Quando um músculo não consegue desempenhar adequadamente a sua função, é designado por disfunção muscular. A fadiga ocorre quando há um défice de resistência muscular, enquanto a fraqueza muscular se refere a um défice de força muscular (20).

A avaliação da musculatura respiratória pode ser efectuada de forma analítica, incidindo sobre um músculo específico, ou de forma global, avaliando toda a musculatura respiratória em conjunto. A avaliação analítica pode ser manual ou instrumental. Por outro lado, a avaliação global pode ser efectuada através de métodos para medir a força muscular, como o pico de pressão inspiratória (PIP), o pico de pressão expiratória (PEM), o pico de pressão inspiratória nasal (PNI), e métodos para medir a resistência muscular, como a ventilação voluntária máxima (VVM) (20).

Os métodos de avaliação dos músculos respiratórios podem ser analíticos e globais. Entre os métodos analíticos, podem distinguir-se os métodos manuais e instrumentais (20):

- Métodos analíticos manuais: são utilizados principalmente para avaliar o diafragma, o principal músculo respiratório. Neste método, uma mão é colocada no ângulo epigástrico para detetar se existe uma descida das cúpulas diafragmáticas durante a inspiração, enquanto a outra mão é colocada no abdómen para verificar se existe expansão abdominal devido à deslocação caudal do diafragma e das vísceras abdominais.
- Métodos analíticos instrumentais: A força muscular respiratória é avaliada em termos de pressão. Os transdutores diferenciais são utilizados para medir as pressões respiratórias, como a pressão transdiafragmática (PDT), que é a diferença entre a pressão esofágica (PE) e a pressão gástrica (PG). Esta medição pode ser efectuada de forma voluntária ou involuntária, através da estimulação do nervo frénico. Além disso, podem ser utilizados estudos electromiográficos com eléctrodos nos músculos respiratórios para avaliar a sua atividade.

- Teste específico da força muscular: É efectuado através da medição das pressões respiratórias máximas (MPR), que incluem as pressões inspiratória (MIP) e expiratória máxima (MEP). O doente gera a pressão inspiratória máxima a partir do volume residual e a pressão expiratória máxima a partir da capacidade pulmonar total, utilizando um dispositivo que mede a

- Teste não específico de resistência dos músculos respiratórios: ventilação voluntária máxima (VVM). Consiste na ventilação máxima durante 15 segundos, com a respiração mais rápida e profunda possível, enquanto se regista o volume corrente, a frequência respiratória e o padrão respiratório. É inespecífica porque avalia tanto os músculos inspiratórios como os expiratórios.

- Testes específicos de resistência dos músculos respiratórios: implicam uma sobrecarga mecânica dos músculos respiratórios, utilizando sistemas como o sistema de válvulas de abertura resistida ou limiar, aplicando cargas respiratórias incrementais ou constantes. Estes testes têm como objetivo avaliar especificamente a resistência dos músculos respiratórios.

- Percussão:

A técnica de percussão mais frequentemente utilizada no exame físico do tórax é a técnica digitodigital ou de Gerhart. Consiste em bater indiretamente com um ou dois dedos na segunda falange do dedo médio da mão. Quando esta percussão é efectuada nas zonas torácicas correspondentes ao pulmão, produz-se um som normalmente claro, conhecido como claro pulmonar. Os sons que podem ser ouvidos durante a percussão podem variar e fornecem informações sobre o estado dos pulmões e das estruturas subjacentes (9):

- Diminuição da ressonância: Caracterizada por um som baço durante a percussão. Pode indicar áreas não aeradas no pulmão, como acontece em situações como a pneumonectomia (remoção cirúrgica de um pulmão inteiro), derrame pleural, atelectasia (colapso parcial ou total de um pulmão) ou consolidação pulmonar.

- Aumento da ressonância: Caracteriza-se por um som mais oco ou timpânico durante a percussão. Pode indicar áreas de aumento de ar no pulmão, como acontece no pneumotórax (acumulação de ar no espaço pleural) ou no enfisema pulmonar (aumento anormal dos espaços aéreos distais aos bronquíolos terminais, com destruição do parênquima pulmonar).

A percussão torácica é uma ferramenta importante no exame físico para avaliar a saúde pulmonar e pode fornecer pistas importantes sobre várias doenças respiratórias. No entanto, é importante lembrar que a interpretação dos sons de percussão deve ser integrada com outros achados clínicos e testes de diagnóstico para obter um diagnóstico preciso (9).

3.2.3. Avaliação dos sinais e sintomas do doente com patologia respiratória.
- Avaliação da dispneia:

A dispneia é descrita como uma experiência subjectiva de falta de ar que consiste num conjunto de sensações qualitativas que variam em intensidade, desagrado, emocionalidade e significado comportamental. Esta definição realça que a dispneia vai para além de uma simples sensação respiratória; pode envolver aspectos emocionais e psicológicos, bem como ter um impacto significativo no comportamento de um indivíduo. É importante referir que a dispneia pode ser um sintoma importante numa variedade de doenças, não só do sistema respiratório, mas também do sistema cardiovascular ou neuromuscular. De facto, em muitos casos, a dispneia é o sintoma que leva os doentes com doenças pulmonares a procurar assistência médica. Uma vez que a dispneia se pode manifestar de várias formas e ter múltiplas causas subjacentes, é crucial efetuar uma avaliação exaustiva para identificar a causa específica e fornecer o tratamento adequado para aliviar o sintoma e melhorar a qualidade de vida do doente (28).

A anamnese é essencial para identificar a forma de apresentação da dispneia e pode orientar a investigação e o diagnóstico da dispneia. Algumas formas comuns de dispneia incluem (28):

- Dispneia de esforço: ocorre durante a atividade física e pode ser classificada de acordo com a intensidade do esforço realizado.
- Dispneia em repouso: manifesta-se mesmo na ausência de qualquer esforço físico.
- Ortopneia: Dispneia que ocorre na posição de decúbito dorsal e que obriga o doente a sentar-se ou a sentar-se para a aliviar. Pode estar relacionada com insuficiência cardíaca ou outras patologias respiratórias.
- Dispneia paroxística nocturna: O doente acorda com uma sensação de asfixia que o obriga a levantar-se, a sair da cama ou a abrir as janelas. É frequente em casos de insuficiência cardíaca.
- Platypnoea: caracteriza-se por dispneia na posição de pé que é aliviada pela adoção da posição supina. Pode estar associada à síndrome hepato-pulmonar, a fístulas arteriovenosas pulmonares ou a problemas do circuito cardíaco.
- Trepopneia: Forma de dispneia em que há intolerância ao decúbito lateral, geralmente devido a derrame pleural contralateral ou malformação cardíaca.
- Hiperventilação: Trata-se de uma respiração rápida e profunda, que pode ser uma resposta à ansiedade ou a ataques de pânico.
- Taquipneia: Aumento da frequência respiratória, normalmente superior a 25 respirações por minuto.
- Polipneia: respiração rápida e pouco profunda.
- Respiração periódica ou de Cheyne-Stokes: caracteriza-se por períodos alternados de apneia com períodos de respiração que aumentam gradualmente de frequência e depois diminuem até ocorrer uma nova apneia. Pode ser de origem cardíaca ou cerebral ou estar relacionada com a administração de determinados medicamentos.

Cada tipo de dispneia pode indicar diferentes condições subjacentes, pelo que é importante realizar uma avaliação completa para determinar a causa exacta e planear o tratamento adequado.

Para além da avaliação da intensidade da dispneia, é importante ter em conta outros aspectos, tais como (28):

- Intensidade: Tanto em repouso como durante o esforço.
- Modo de início: Pode ser paroxístico (início súbito e episódico), inspiratório (devido a estenose das vias aéreas superiores) ou expiratório (devido a estenose dos pequenos brônquios).
- Associação com a posição adoptada: por exemplo, ortopneia (melhorou a posição sentada e de pé) ou platipneia (associada à posição de pé).
- Presença de factores desencadeantes específicos: tais como alterações de temperatura, exercício, posição do corpo, etc.
- Sons respiratórios acompanhantes.
- Variações ao longo do dia: Pode haver flutuações na intensidade da dispneia em diferentes alturas do dia.

A dispneia pode ser quantificada através de escalas de medição. Estas escalas permitem avaliar a magnitude do sintoma e as suas alterações. O valor da dispneia pode ser utilizado como uma ferramenta fiável para determinar a intensidade do exercício. É importante selecionar a escala de avaliação mais adequada para cada doente e situação, de preferência uma que esteja traduzida e validada na língua e no contexto sociocultural da população em estudo. Existem dois tipos principais de escalas de dispneia (28):

- Escalas unidimensionais (28):
    - A Escala Modificada do Medical Research Council (mMRC) é uma ferramenta amplamente utilizada para avaliar a dispneia em doentes com doenças respiratórias, especialmente a doença pulmonar obstrutiva crónica (DPOC). Esta escala, proposta pela sociedade britânica na década de 1960, era originalmente

classificada de 1 a 5, sendo que uma pontuação mais baixa indicava uma menor limitação devido à dispneia. No entanto, atualmente, a escala mMRC é mais utilizada, com uma classificação de 0 a 4, o que permite uma maior sensibilidade na avaliação da dispneia. Esta escala é fácil de administrar e foi recomendada pela Sociedade Espanhola de Pneumologia e Cirurgia Torácica (SEPAR) para a avaliação de doenças obstrutivas como a DPOC. A classificação GOLD (Global Initiative for Chronic Obstructive Lung Disease) utiliza a mMRC como um dos parâmetros para categorizar a gravidade da DPOC, juntamente com outros como a função pulmonar medida por espirometria (FEV1). No entanto, é importante notar que a mMRC é uma escala unidimensional, o que significa que pode ser limitada na captação de alterações subtis da dispneia após intervenções terapêuticas.

Questionário do Conselho de Investigação Médica		
1. Se não puder andar por razões que não sejam do foro cardíaco ou pulmonar, assinale com uma cruz o quadrado.	SIM	NÃO
2. Sente falta de ar quando caminha rapidamente em terreno plano ou quando sobe um declive suave?		
3. Sente-se cansado ou com falta de ar quando caminha na planície ao ritmo normal das outras pessoas?		
4. Tem de parar para recuperar o fôlego quando caminha ao seu próprio ritmo na planície?		
5. Tem falta de ar só de se vestir ou de se levantar?		

Quadro 7: Questionário do Medical Research Council para avaliar a magnitude da dispneia (28).

- A Escala de Borg Modificada é uma ferramenta para avaliar a perceção do esforço, especialmente a dispneia, durante o exercício. Esta escala utiliza uma classificação de 0 a 10, em que 0 representa a ausência de dispneia e 10 indica a sensação máxima de dispneia. Embora originalmente baseada numa escala de 20 níveis, a versão modificada simplifica esta escala para 10 níveis. Embora não seja uma escala quantitativa no sentido estrito, foi demonstrado que os valores aumentam linearmente com as medições fisiológicas, como a frequência cardíaca e o consumo de oxigénio, à medida que a intensidade do exercício aumenta.

Escala de Borg modificada	
10	Máximo
9	Muito, muito grave
8	
	Muito grave
5	Grave
	Um pouco grave
	Moderado
	Ligeiro
1	Muito ligeiro
0,5	Muito, muito suave
0	Nulo

Tabela 8. Escala de Borg modificada para avaliar a perceção do esforço

- A Escala de Sadoul é outro instrumento validado internacionalmente que avalia a dispneia numa escala de 0 a 5, em que uma pontuação mínima indica ausência de dispneia. Esta escala também avalia o nível de esforço necessário para despoletar a dispneia e a qualidade de vida relacionada com a saúde.
- A Escala Visual Analógica (EVA) consiste numa linha reta de 100 mm, em que uma extremidade representa a ausência de dispneia e a outra a dispneia máxima. O doente marca na linha o ponto que reflecte a sua perceção da dispneia.
- A Escala de Dispneia da ATS (American Thoracic Society) utiliza uma classificação de 0 a 4, em que a pontuação mais baixa indica ausência de dispneia, exceto durante o exercício extenuante. Cada uma destas escalas fornece uma forma de medir e

comunicar a intensidade da dispneia de forma objetiva e normalizada.

- Multidimensional: Inclui a sensação de dispneia durante várias actividades da vida diária. Frequentemente mais utilizadas na investigação, encontramos diferentes escalas como a (28):
  - O Mahler Baseline Dyspnoea Index (BMDI) é uma escala que avalia três dimensões da dispneia num determinado momento: dificuldade da tarefa, intensidade do esforço e incapacidade funcional. Cada dimensão é classificada numa escala de 0 (ausente) a 4 (muito intensa) e a pontuação total varia de 0 a 12, em que uma pontuação mais elevada indica uma maior perceção da dispneia.

ÍNDICE BASAL DE MAHLER (MBI)	
1. DIMENSÃO DA TAREFA.	
Grau 4	Dispneia apenas com atividade extraordinária, como carga pesada ou carga leve em declive. Não há dispneia em actividades normais.
Grau 3	Dispneia com actividades importantes, como declives acentuados, mais de três lanços de escadas ou cargas aéreas moderadas.
Grau 2	Dispneia com actividades como declives ligeiros, menos de três lanços de escadas ou cargas ligeiras em terreno plano.
Grau 1	Dispneia em caso de esforço ligeiro, ao caminhar, lavar ou estar de pé.
Grau 0	Dispneia em repouso, sentado ou deitado.
2. INCAPACIDADE FUNCIONAL	
Grau 4	Não incapacitado; realiza actividades e ocupações sem dispneia.
Grau 3	Ligeira incapacidade; redução, mas não abandono, de alguma atividade habitual.
Grau 2	Incapacidade moderada; cessação da atividade habitual devido a dispneia.
Grau 1	Incapacidade grave; abandonou grande parte das suas actividades habituais devido à dispneia.
Grau 0	Incapacidade muito grave; abandonou todas as actividades habituais devido à dispneia.
3. MAGNITUDE DO ESFORÇO	

Grau 4	A dispneia só é provocada por esforços intensos. Não há dispneia de esforço normal.
Grau 3	Dispneia com um esforço maior do que o normal. As tarefas podem ser efectuadas sem descanso.
Grau 2	Dispneia com esforço moderado. Tarefas efectuadas com pausas ocasionais.
Grau 1	Dispneia em caso de esforço ligeiro. Tarefas efectuadas com pausas frequentes.
Grau 0	Dispneia em repouso, sentado ou deitado.

Quadro 9: Índice de base de Mahler (28).

- O Questionário de Respiração Curta de San Diego (UCSDQ) avalia a dispneia durante 21 actividades diferentes numa escala de 6 pontos, permitindo uma avaliação detalhada da dispneia numa variedade de situações quotidianas.
- A dimensão dispneia do Questionário sobre Doenças Respiratórias Crónicas faz parte de um questionário mais amplo que avalia a dispneia em cinco actividades essenciais da vida diária (ADL) durante as duas últimas semanas. A dispneia é classificada numa escala de 7 pontos para cada atividade, fornecendo uma medida detalhada da perceção da dispneia em diferentes contextos e actividades.

- Avaliação da tosse:

A tosse é um sintoma comum em doentes respiratórios e pode ser reflexa ou voluntária, consistindo em três fases: inspiratória, compressiva e expiratória. Uma tosse eficaz é aquela que consegue eliminar as secreções, e a sua eficácia pode ser avaliada através de testes de força. É desencadeada por uma inspiração profunda seguida de encerramento glótico e expulsão abrupta a alta velocidade, utilizando 60-80% da capacidade pulmonar total. Os estímulos que activam este reflexo podem ser químicos ou mecânicos, com receptores localizados em diferentes zonas do trato respiratório. A mucosa brônquica, principalmente na parte posterior da laringe e epiglote, seguida da traqueia e brônquios principais, é particularmente sensível a esses estímulos, principalmente para evitar a aspiração brônquica. É importante diferenciar os tipos de tosse, pois isso pode influenciar a indicação do tratamento com Fisioterapia Respiratória. Existem dois tipos principais de tosse: a produtiva e a não produtiva. A tosse produtiva, que produz um ruído na boca, indica a presença de secreções proximais e é uma indicação para a fisioterapia respiratória para remover as secreções. Em contrapartida, a tosse não produtiva, que pode ser seca, irritativa ou espasmódica, não beneficia da fisioterapia respiratória (28).

A eficácia da tosse é avaliada através da medição da velocidade de impulso ou do pico de fluxo da tosse (PCF). Utiliza-se um dispositivo chamado fluxómetro, como o Miniwright ou o fluxómetro de pico, para medir o PFT quando se tosse através do dispositivo. Os valores de FPC entre 360 e 1200 L/min são considerados eficazes, enquanto um FPC < 160 L/min indica uma tosse ineficaz e um FPC < 270 L/min aumenta o risco de morbilidade respiratória. Uma tosse é considerada eficaz quando a FPC se situa entre 160 e 180 L/min. A tosse ineficaz pode ser causada principalmente por fraqueza da musculatura expiratória, incluindo a musculatura intercostal interna e abdominal. Esta fraqueza pode levar a uma diminuição da fonação e da deglutição, aumentando o risco de aspiração brônquica e, eventualmente, de insuficiência respiratória aguda. A tosse assistida é recomendada para doentes com um pico de fluxo de tosse inferior a 270 L/min e/ou com um Pico de Pressão Expiratória (PEM) inferior a 60 cm H2O, uma capacidade vital inferior a 50% da linha de base e um Pico de Pressão Inspiratória (PIM) inferior a 80 cm H2O, aplicando assistência instrumental na inspiração. Para além da intensidade, frequência e momento da tosse, é importante considerar o seu início (agudo ou crónico) e as circunstâncias que a desencadeiam, como o esforço ou o decúbito (28).

O Leicester Cough Questionnaire (LCQ) é um instrumento fiável e validado para avaliar a tosse crónica em crianças e adolescentes com fibrose quística. Este questionário avalia três domínios: físico, psicológico e social, permitindo medir o impacto da tosse na qualidade de vida (28).

- Avaliação da expetoração:

A expetoração é um processo fisiológico pelo qual o material acumulado nas vias respiratórias, principalmente o muco, é expelido. O muco atinge normalmente cerca de 10 ml por dia. É composto por duas camadas: uma camada líquida (sol), que contém a maior parte dos cílios, e uma camada mais espessa (gel), que transporta partículas e impurezas e é deslocada pela extremidade distal dos cílios. Quando há um mau funcionamento deste sistema de depuração, o muco pode acumular-se, levando à retenção de secreções e aumentando o risco de infecções respiratórias. A expetoração é o material expelido pelo trato respiratório. Quando a expetoração é abundante, utiliza-se o termo "broncorreia". Esta expetoração pode variar em quantidade e características consoante o estado respiratório do indivíduo (28).

- Avaliação da expetoração:

A avaliação da expetoração é uma parte importante da avaliação clínica de doentes com doenças respiratórias. Seguem-se alguns aspectos a considerar na avaliação da expetoração (28):

- Origem: É necessário determinar se a expetoração provém de secreções da rinofaringe ou da traqueobrônquica. Isto pode ser avaliado através da auscultação e da observação do comportamento das secreções durante a aplicação de várias técnicas respiratórias.
- Frequência: É importante quantificar a quantidade de expetoração produzida pelo doente durante o dia.
- Aspeto: São avaliadas as características macroscópicas da expetoração, como a cor, o volume e a viscosidade. Alguns dos aspectos a ter em conta são:
- Cor: Pode variar de serosa (indicativa de edema pulmonar agudo) a purulenta (indicativa de infeção).
- Volume: Pode ser medido com um copo de medição para determinar o espaço que a expetoração ocupa.
- Viscosidade: A propriedade reológica da viscosidade é avaliada através da observação do comportamento da expetoração quando o recipiente é invertido e inclinado lateralmente.

- **Filância**: refere-se à capacidade da expetoração de formar fios entre duas superfícies quando se tenta separá-las.
- **Análise microscópica**: Para além da avaliação macroscópica, pode ser efectuada uma análise microscópica, citológica e bacteriológica da expetoração para identificar possíveis agentes patogénicos ou células anormais.

A avaliação da expetoração fornece informações valiosas para o diagnóstico e tratamento de doenças respiratórias, permitindo ao médico tomar decisões terapêuticas adequadas.

- Avaliação da dor torácica:

A avaliação da dor torácica é crucial para determinar a sua causa subjacente. Segue-se uma descrição dos tipos mais comuns de dor torácica (28):

- **Dor nas estruturas articulares e musculares**: Este tipo de dor é localizado e está geralmente associado a problemas nas articulações ou nos músculos do tórax. Pode ser agravada pela palpação local ou pelo movimento de certas partes do corpo. Exemplos comuns incluem a costocondrite, a tensão muscular e a artrite.
- **Dor pleurítica**: refere-se à dor que provém da pleura, a membrana que reveste os pulmões e o interior da cavidade torácica. Esta dor tem uma intensidade variável e tende a agravar-se durante a inspiração profunda, a tosse ou os movimentos do tórax. Pode ser descrita como aguda, lancinante ou cortante. As causas mais comuns são a pleurite, a pneumonia, a embolia pulmonar e as doenças da pleura, como o pneumotórax.

A identificação exacta do tipo de dor torácica pode fornecer pistas importantes sobre a possível causa subjacente e orientar o plano de tratamento adequado.

- Hemoptise: refere-se à expulsão de sangue pela boca, que pode ocorrer como parte da expetoração. A hemoptise é um sintoma grave que pode indicar doenças como o cancro broncopulmonar, a bronquiectasia ou a tuberculose (28).

- Cianose: A descoloração azulada da pele e das membranas mucosas devido à hipoxemia, que pode ser devida a uma baixa saturação arterial de oxigénio. A cianose é classificada como central, que ocorre em áreas quentes do corpo, e periférica, que ocorre em áreas mais frias (28).
- Acropaquias: Caracterizam-se por um aumento indolor das extremidades distais dos dedos, também conhecido como "baqueteamento" ou baqueteamento digital. Podem ser indicativas de doenças como neoplasias brônquicas, bronquiectasias ou fibrose pulmonar (28).
- Asterixis ou tremor em flapping: é um sinal clínico associado à hipoxémia e à hipercapnia. Manifesta-se por um movimento alternado de flexão e extensão dos pulsos quando os braços estão estendidos, semelhante a um flapping (28).
- Cor pulmonare: Refere-se ao comprometimento estrutural e funcional do ventrículo direito do coração devido à hipertensão pulmonar não relacionada com doença cardíaca esquerda ou congénita. Pode levar a insuficiência cardíaca direita e está frequentemente associado a doença pulmonar obstrutiva crónica ou a tromboembolismo pulmonar agudo (28).

Estes aspectos são importantes para a avaliação global dos doentes com doenças respiratórias e podem fornecer pistas importantes para o diagnóstico e a gestão adequada das doenças respiratórias.

- Avaliação radiológica:

A interpretação de uma radiografia de tórax requer um conhecimento pormenorizado de vários aspectos técnicos e morfológicos. Deve-se saber (23):

- Como foi efectuada a radiografia:
    - Projeção: Compreender a posição e o ângulo a partir dos quais a radiografia foi tirada, seja anteroposterior (AP) ou posteroanterior (PA).
    - Grau de inspiração: Avaliar se se trata de uma inspiração total ou parcial, o que pode afetar a posição do diafragma e das estruturas pulmonares.

- Contraste suficiente: Assegurar que existe um contraste adequado entre as estruturas moles e os tecidos ósseos para uma melhor visualização.
- Leitura das alterações morfológicas do tórax:
    - Identificar sinais de hiperinsuflação ou restrição que possam indicar doenças como enfisema ou fibrose pulmonar.
- Reconhecimento de imagens patológicas:
    - Aumento ou diminuição da densidade ou espessura de uma estrutura, que se pode manifestar como opacidade ou hiperclareza na radiografia.
    - Reconhecer a associação destas alterações morfológicas com várias doenças pulmonares.
- Avaliação da obstrução das vias aéreas: Identificar sinais de hiperinsuflação, como costelas horizontalizadas, esterno deslocado anteriormente, cúpulas diafragmáticas achatadas, entre outros. Observar características radiográficas específicas sugestivas de obstrução da via aérea, como aumento do número de arcos costais ou imagem de "coração suspenso".
- Avaliação da mecânica ventilatória externa comprometida: Procurar sinais de insuficiência diafragmática, como uma cúpula diafragmática elevada ou um ângulo costodiafragmático comprimido.

Ter estes aspectos em conta é crucial para uma interpretação exacta de uma radiografia ao tórax e pode fornecer informações valiosas sobre a saúde pulmonar do doente.

- Avaliação da tolerância ao exercício físico:

A prova de esforço é essencial para avaliar a aptidão cardiorrespiratória durante o exercício, especialmente em actividades aeróbicas. Esta avaliação é crucial para compreender a capacidade física e a tolerância ao exercício, especialmente em pessoas com doenças respiratórias crónicas como a DPOC e a mucoviscidose. O consumo de oxigénio (VO2) é o principal parâmetro utilizado para definir a capacidade funcional de um indivíduo durante um teste de exercício. Um MET (equivalente metabólico) é definido como o consumo de oxigénio de uma pessoa em repouso. Um MET é equivalente a 3,5 ml de oxigénio por quilograma de peso corporal por minuto. Este conceito de MET é utilizado para fornecer uma medida simplificada e económica do consumo máximo de oxigénio (VO2max) (20).

- Prova de esforço incremental: A prova de esforço cardiopulmonar (PEC) é uma avaliação abrangente que examina a resposta fisiológica ao exercício, envolvendo os sistemas cardiovascular, respiratório, metabólico, músculo-esquelético e neurossensorial. Do ponto de vista clínico, este teste oferece diversas utilidades, como a avaliação da capacidade de exercício, a identificação de factores limitantes, a monitorização funcional dos doentes, a avaliação do prognóstico e da resposta a tratamentos, entre outras. A PCPE pode ser realizada em esteira ou bicicleta ergométrica, e tem como principal objetivo aumentar gradativamente as necessidades energéticas para avaliar a reserva funcional de órgãos e sistemas durante o exercício. As indicações para este teste incluem dispneia de causa não esclarecida, quantificação de incapacidade, avaliação pré-operatória, avaliação de tratamentos, asma induzida pelo exercício e programas de reabilitação. É considerado o padrão de ouro para avaliar a capacidade funcional. No entanto, existem contra-indicações absolutas e relativas para este teste. As contra-indicações absolutas incluem enfarte agudo do miocárdio recente, angina instável, arritmias graves, entre outras, enquanto as contra-indicações relativas incluem hipertensão arterial, doença cardíaca moderada, entre outras. O exame é interrompido se estiverem presentes sinais clínicos como queda da saturação de oxigénio, cianose, dispneia grave, sintomas do sistema nervoso central, alterações do eletrocardiograma, entre outros. Este procedimento é efectuado por razões de segurança do doente (20).
- Os testes submáximos são ferramentas úteis para estudar a resposta fisiológica do organismo a um aumento da carga muscular externa. Estes testes, como o Shuttle Walk Test, o Step Test e o 6 Minute Test, não têm como objetivo levar o indivíduo à sua carga máxima, mas param antes. São testes bem padronizados que se

correlacionam bem com o consumo de oxigénio, a capacidade de realizar actividades da vida diária e a carga tolerada em testes de exercício laboratoriais (20).

- O teste dos 6 minutos: consiste em caminhar a maior distância possível em terreno plano durante 6 minutos, seguindo um protocolo normalizado. Este teste tem um bom valor preditivo para a mortalidade em doentes com DPOC e é útil nos casos em que é difícil efetuar um teste de exercício completo. Este teste caracteriza-se pela sua simplicidade e baixo custo. A distância percorrida é um indicador da tolerância ao exercício submáximo. Estes valores são um marcador de gravidade independente da função pulmonar medida pelo FEV1 e permitem uma interpretação rápida da progressão da doença, facilitando a avaliação clínica do doente (29). Para a realização deste teste, é necessário um espaço físico adequado, de preferência um terreno plano com pelo menos 30 metros de comprimento, e o equipamento necessário, incluindo um oxímetro de pulso, um cronómetro, cones para marcar o percurso, uma balança de Borg e oxigénio transportável, se necessário, entre outros. O pessoal que administra estes testes deve ter qualificações adequadas em enfermagem, fisioterapia ou medicina, bem como competências no manuseamento de doentes, conhecimentos de fisiologia do exercício em doentes, capacidade de decisão e conhecimentos de reanimação cardiopulmonar. É importante que os doentes se preparem adequadamente para estes testes, incluindo o uso de vestuário e calçado confortáveis, a ingestão de uma refeição ligeira, a prevenção de exercício físico extenuante e o cumprimento dos horários normais de medicação. Para garantir a fiabilidade dos resultados, recomenda-se a realização de dois testes e a seleção do melhor para interpretação. Além disso, devem ser tidos em consideração os factores que podem influenciar os resultados, como a altura, a idade, o excesso de peso, a motivação do doente e o efeito da medicação, entre outros (29).

Prueba de seis minutos marcha - 6MWT   Hoja 1

| Nombre | | Fecha | |

| Sexo (H/M) | Edad (años) | Peso (Kg) | Talla (m) |

| Diagnóstico | Examinador |

| Medicación (incluir dosis y horario) |

| 6MWT Nº1 | 30 | metros | SaO2 (sentado, en reposo aire ambiente(%)) |

Valores basales

SaO2		(%)		Oxigeno suplemt. (lpm)
FC		(ppm)		
Disnea		(Borg)		SaO2 (con oxigeno suplemt.(%))
Fatiga EEll		(Borg)		

Vueltas	Metros	Tiempo	SaO2	FC	Incentivo
1	30				
2	60				min 1 "Lo está haciendo muy bien, faltan 5 minutos"
3	90				
4	120				
5	150				min 2 "Perfecto, continúe así, faltan 4 minutos"
6	180				
7	210				
8	240				min 3 "Está en la mitad del tiempo de la prueba, lo está haciendo muy bien"
9	270				
10	300				
11	330				min 4 "Perfecto, continúe así, faltan dos minutos"
12	360				
13	390				
14	420				min 5 "Lo está haciendo muy bien, falta un minuto"
15	450				
16	480				
17	510				min 6 Quince segundos antes de finalizar: "deberá detenerse cuando se lo indique"
18	540				Al minuto 6: "pare, la prueba
19	570				ha finalizado"
20	600				

Valores finales 6MWT

SaO2		(%)
FC		(ppm)
Disnea		(Borg)
Fatiga EEll		(Borg)
Distancia total caminada		(m)
Nº paradas		-
Tiempo total paradas		(min)

| Observaciones |

Figura 18. Documentação a ser preenchida para o teste de caminhada de seis minutos (29).

- O Incremental Shuttle Walk Test (ISWT): Realizado numa distância de 10 metros com 12 níveis de velocidade, o objetivo é atingir a maior distância percorrida e o maior nível de velocidade de marcha possível, mantendo o ritmo estabelecido pelos sinais acústicos do teste. Este teste é bem padronizado e altamente reprodutível, comparável aos testes laboratoriais. Além disso, é sensível às alterações pré e pós-tratamento e correlaciona-se com outros parâmetros, como o VO2 pico, a qualidade de vida e outros testes semelhantes.

No entanto, tem algumas limitações, tais como a falta de informação adicional ao teste de esforço incremental, a falta de valores de normalidade estabelecidos e a necessidade de um leitor de som. Para além disso, pode ser menos preciso na determinação de níveis de velocidade elevados e requer uma elevada motivação do doente. Para realizar o teste, este é efectuado num corredor plano com pelo menos 10 metros de comprimento, delimitado por cones. Durante o teste, o doente caminha para a frente e para trás, seguindo os sinais acústicos que indicam alterações no nível de velocidade. É importante que o doente seja devidamente informado sobre a realização do teste antes do início do mesmo, incluindo instruções sobre a velocidade de marcha, a colocação dos cones e como reagir se se sentir mal durante o teste. Os sinais vitais e os níveis de dispneia e fadiga são registados antes e depois do teste para avaliar a resposta do doente (29).

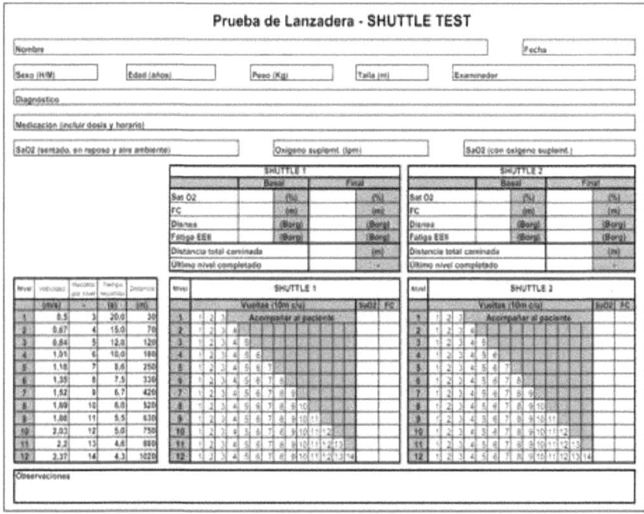

Nivel	Velocidad (m/s)	Recorridos por nivel	Tiempo requerido (s)	Distancia (m)
1	0,5	3	20,0	30
2	0,67	4	15,0	70
3	0,84	5	12,0	120
4	1,01	6	10,0	180
5	1,18	7	8,6	250
6	1,35	8	7,5	330
7	1,52	9	6,7	420
8	1,69	10	6,0	520
9	1,86	11	5,5	630
10	2,03	12	5,0	750
11	2,2	13	4,6	880
12	2,37	14	4,3	1020

Figura 19. Documentação de ensaio do vaivém (29).

- O teste do degrau, embora menos padronizado, pode ser realizado de duas formas: fixando o número de degraus que o doente deve subir e descer num determinado tempo, ou fixando um tempo e avaliando quantos degraus o doente consegue subir e descer nesse tempo.

- Avaliação da qualidade de vida:

A avaliação da qualidade de vida relacionada com a saúde (QVRS) é crucial para compreender o impacto da doença, lesão, tratamento ou política de saúde na vida dos indivíduos e das comunidades. É utilizada para avaliar a forma como estes aspectos podem afetar a vida das pessoas em termos de bem-estar e funcionamento, por oposição à simples duração da vida. Existem questionários especificamente concebidos para avaliar a QVRS, que analisam a limitação da atividade física, o impacto emocional, o impacto social e os sintomas. A dispneia, devido à sua frequência e impacto nas actividades diárias, é um dos principais sintomas avaliados nestes questionários (9). Estes questionários dividem-se em dois grupos principais: genéricos e específicos. Os questionários genéricos permitem avaliar o estado de saúde de diversas populações, enquanto os questionários específicos se centram numa determinada doença e na forma como esta afecta o indivíduo. Exemplos de questionários genéricos incluem o Sickness Impact Profile, o Nottingham Health Profile, o SF-36 e o Quality of Well-Being. No caso da DPOC, são utilizados questionários específicos, como o Questionário Respiratório Crónico (CRQ), o Questionário Respiratório de St. George (SGRQ), o Questionário de Qualidade de Vida Respiratória (RQLQ) e o Teste de Avaliação da DPOC (CAT). O CAT, em particular, é um instrumento simples e fiável para medir o estado de saúde relacionado com a DPOC. Não se trata de um teste de diagnóstico, mas sim de uma forma de avaliar a qualidade de vida. Uma diferença de 2 pontos ou mais no CAT é considerada clinicamente significativa e pode complementar as informações obtidas noutros testes, como a função pulmonar (9).

Questionário do teste de avaliação da DPOC					
Nunca tenho tosse	0	1		5	Estou sempre a tossir

Não tenho catarro (muco no peito).	0	1		5	Tenho o peito cheio de catarro (muco).
Não sinto o meu peito apertado	0	1		5	O meu peito está apertado
Não tenho falta de ar quando subo declives ou escadas.	0	1		5	Sinto-me com falta de ar ao subir ladeiras ou escadas
Não tenho limites para as tarefas domésticas	0	1		5	Estou totalmente limitado para as tarefas domésticas
Não tenho qualquer problema em sair de casa	0	1		5	Não me sinto seguro para sair de casa
Durmo profundamente	0	1		5	O meu problema respiratório impede-me de dormir
Tenho muita energia	0	1		5	Não tenho energia

Questionário para a sintomatologia dos doentes com DPOC: COPD Assessment Test (9).

- Avaliação da atividade física:

A atividade física desempenha um papel importante na progressão e no prognóstico da DPOC. Durante as exacerbações da doença, a atividade física tende a diminuir e esta redução mantém-se mesmo após a recuperação. Embora a reabilitação respiratória possa melhorar a tolerância ao exercício, nem sempre resulta num aumento significativo dos níveis de atividade física nos doentes com DPOC.

Um instrumento útil para avaliar a atividade física na população é o Questionário Internacional de Atividade Física (IPAQ). Este questionário é utilizado para determinar a quantidade de exercício físico praticado pela população através de um inquérito auto-administrado. Existem duas versões do IPAQ: uma versão curta, com 9 itens que perguntam sobre o tempo despendido em diferentes níveis de atividade e actividades sedentárias, e uma versão longa, com 31 itens que também inclui informações sobre actividades domésticas, profissionais, de transporte e de lazer, bem como actividades sedentárias.

3.3. Patologias respiratórias e intervenção fisioterapêutica.

As doenças pulmonares podem ser classificadas em duas categorias principais: obstrutivas e restritivas.

- Doenças obstrutivas: Estas doenças causam resistência ao fluxo de ar nas vias respiratórias. São exemplos de doenças obstrutivas a asma, a doença pulmonar obstrutiva crónica (DPOC), a bronquiectasia, o enfisema, a fibrose quística, entre outras.
- Doenças restritivas: Estas doenças afectam o interstício pulmonar, reduzindo a capacidade dos pulmões para se expandirem e contraírem adequadamente. São exemplos de doenças restritivas a sarcoidose, a pneumoconiose, a fibrose pulmonar idiopática, as doenças neuromusculares, as deformidades torácicas, o derrame pleural, o pneumotórax, a paralisia ou paresia diafragmática, a toracotomia, entre outras.

A abordagem do tratamento fisioterapêutico nestes doentes deve basear-se nas características individuais de cada doente e na sua avaliação clínica, em vez de se centrar apenas no diagnóstico de uma patologia específica. Considera-se mais adequado combinar várias técnicas em vez de aplicar uma única técnica estandardizada para todos os doentes. No entanto, para efeitos de estudo, o tratamento fisioterapêutico pode ser simplificado e descrito de acordo com a patologia.

3.3.1. Patologias com alterações ventilatórias obstrutivas.

3.3.1.1. Bronquiolite:

A bronquiolite é um processo patológico que não é específico de uma única doença, mas pode ser causado por várias condições diferentes. Caracteriza-se por alterações inflamatórias nas vias aéreas mais pequenas, especialmente nos bronquíolos terminais. Esta doença pode variar no seu quadro clínico e no seu prognóstico e, normalmente, afecta predominantemente as pequenas vias aéreas, embora ocasionalmente também possa envolver as vias aéreas maiores ou o parênquima pulmonar, dependendo da sua causa subjacente. A bronquiolite pode ocorrer como doença primária, como consequência de uma infeção viral ou da exposição a inalantes tóxicos, entre outros factores. Também pode ocorrer como parte de uma doença pulmonar mais ampla, como a pneumonite de hipersensibilidade, a doença pulmonar obstrutiva crónica (DPOC) ou doenças do tecido conjuntivo, como as colagenopatias. Em ambos os casos, os sintomas e a evolução da doença podem variar consoante a causa subjacente e a gravidade do envolvimento bronquiolar (28).

A bronquiolite também pode ocorrer no grupo etário pediátrico como uma doença comum em crianças com menos de 2 anos de idade, predominantemente entre os 2 e os 10 meses de idade. O principal agente é o vírus sincicial respiratório (VSR). Afecta inicialmente o trato respiratório superior e depois progride para o trato respiratório inferior em 48 a 72 horas. Isto leva a necrose epitelial, regeneração sem cílios, edema da mucosa e obstrução das vias aéreas, aumentando a carga ventilatória. As lesões brônquicas podem persistir até à idade adulta. A classificação da bronquiolite baseia-se em critérios clínicos, como a escala de Wood-Downes modificada por Ferrés para a gravidade, e a escala de Silverman para a avaliação respiratória em recém-nascidos (30).

- As manifestações clínicas são (30):
  - Chiado.
  - Tosse.
  - Dispneia.
  - Hiperinflação.
- Tratamento fisioterapêutico: Nos casos ligeiros e moderados, são utilizadas técnicas de higiene brônquica como a desobstrução das vias aéreas superiores, tosse espontânea ou induzida, juntamente com soro fisiológico hipertónico, técnicas expiratórias forçadas, técnicas expiratórias passivas lentas e desobstrução rinofaríngea retrógrada (30).

3.3.1.2. Fibrose Quística ou Mucoviscidose:

É uma doença hereditária autossómica recessiva que afecta as glândulas exócrinas, especialmente nos sistemas respiratório, digestivo, cutâneo e genital. Os pulmões são os mais afectados, com aumento da produção de muco. O teste do suor é útil para o diagnóstico, sendo indicativo de concentrações elevadas de sódio e cloreto no suor. As manifestações clínicas incluem sinusite crónica, tosse persistente, expetoração espessa, períodos de estabilidade interrompidos por exacerbações, entre outras (31).

- Tratamento fisioterapêutico (31):
    - São recomendadas técnicas de higiene brônquica, adaptadas à idade do doente.
    - Nos bebés, são utilizadas técnicas passivas, como a expiração lenta prolongada com bombeamento traqueal e a tosse induzida.
    - Nas crianças mais velhas, são encorajadas a lavagem nasal, a drenagem das secreções brônquicas, a drenagem autógena assistida, a expiração lenta prolongada, o aumento do fluxo expiratório com a participação ativa do doente.
    - Nos adultos, procede-se à lavagem nasal, à técnica de evacuação, à drenagem das secreções brônquicas, à expiração total lenta com a glote aberta infralateral, à drenagem autógena, aos dispositivos de pressão expiratória positiva (PEP) oscilantes e não oscilantes, à ventilação e aos exercícios de expansão pulmonar.
    - Dispositivos como os de pressão expiratória descontínua podem facilitar a drenagem das secreções.
    - O exercício físico e a reabilitação pulmonar também são benéficos para melhorar a qualidade de vida. A dose semanal recomendada para crianças e adolescentes é de pelo menos 60 minutos de atividade física de intensidade moderada em todos ou na maioria dos dias da semana, ou atividade física de intensidade vigorosa 3 dias por semana. Para os adultos, recomenda-se um mínimo de 150 minutos de atividade física de intensidade moderada por semana, ou 75 minutos de atividade física de intensidade vigorosa.

3.3.1.3. Asma:

A definição de asma, de acordo com a Iniciativa Global para a Asma (G.I.N.A.), é "inflamação crónica das vias respiratórias, na qual certas células e mediadores desempenham um papel proeminente" (32).

- Manifestações clínicas:
  - Hiper-responsividade brônquica que leva à constrição do músculo liso, edema e produção excessiva de muco.
  - Exacerbações com episódios recorrentes de pieira, dispneia, aperto no peito, tosse seca, especialmente à noite, entre outros sintomas.
  - As radiografias podem mostrar paredes brônquicas espessadas, hiperinsuflação e atelectasia em casos graves.
- Componentes genéticos e ambientais: A asma tem um componente genético e está associada a uma história familiar de asma, rinite, eczema atópico e doenças alérgicas. Está também relacionada com factores ambientais, físicos, infecciosos e profissionais.
- Avaliação e diagnóstico:
  - Existem várias escalas para medir a gravidade das crises, como a pontuação de Scarfone.
  - A espirometria é um exame complementar fundamental para avaliar a permeabilidade dos brônquios.
  - O pico de fluxo expiratório (PEF) também é útil para monitorizar a evolução clínica e pode ser utilizado no domicílio do doente.
- Tratamento farmacológico: Em casos de broncoconstrição grave, utiliza-se oxigenoterapia, β-agonistas e corticosteróides sistémicos. Além disso, podem ser administrados aerossóis hiperosmolares para facilitar a expetoração. Os alergénios e outros factores predisponentes são ativamente combatidos.
- Objectivos e tratamento da fisioterapia
  - Diminuir a hiperventilação.
  - Relaxar a musculatura acessória.
  - Tratamento dos bloqueios respiratórios.
- Técnicas (32):
  - Durante a fase intercrise, o controlo da respiração é posto em evidência, com ênfase na consciência do diafragma e do seu papel na ventilação. Os exercícios diafragmáticos e de expansão

pulmonar são praticados e o volume corrente, a frequência respiratória e a frequência ventilatória são monitorizados.

- Para aliviar a ansiedade e a dispneia, são adoptadas posições corporais que facilitam a respiração, como a posição sentada na vertical ou a posição de tripé.

- A massagem terapêutica e as mobilizações da coluna vertebral favorecem a mobilização ideal das costelas e o relaxamento da musculatura acessória inspiratória.

- Em caso de broncoespasmo, recomenda-se a expiração com os lábios franzidos, enquanto as técnicas de tosse dirigida e de expiração forçada são desaconselhadas.

- São ensinadas técnicas inibitórias da tosse irritativa, como a manobra de Valsalva e a respiração superficial.

- É essencial manter as vias aéreas livres de secreções em doentes com doenças respiratórias. Para tal, são utilizadas técnicas de desobstrução como a drenagem autogénica, ELTGOL e técnicas de pressão expiratória positiva como o Flutter, Acapella e Thera PEP, que não só promovem a desobstrução das secreções como também aumentam a pressão intrabrônquica, evitando o colapso das vias aéreas.

- A educação para a saúde é uma parte integrante do tratamento, ensinando a técnica de inalação correcta e a gestão dos episódios de crise.

- Os exercícios respiratórios são ferramentas importantes na gestão da asma, uma vez que ajudam a controlar a respiração e podem reduzir os sintomas. Alguns dos exercícios mais utilizados em doentes com asma são (32):

  - Técnica de Buteyko: Esta técnica centra-se na respiração nasal para controlar a ventilação. Caracteriza-se por respirações pelo nariz e pausas ventilatórias para aumentar a tensão alveolar e arterial de dióxido de carbono (CO_2). O objetivo é reduzir o broncoespasmo, normalizar o padrão respiratório e reduzir a sensação de dispneia.

  - Reeducação respiratória diafragmática (DRR): Esta técnica tem como objetivo restaurar o padrão ventilatório diafragmático, que é essencial para uma respiração adequada. É combinada com a respiração nasal lenta e o alongamento da expiração para melhorar o controlo respiratório.

- Método de Papworth: Consiste em utilizar um padrão de respiração diafragmática juntamente com técnicas de relaxamento e educação para reduzir a hiperventilação e a hiperinsuflação. Aumenta os níveis de CO2 e diminui os efeitos da hipocapnia, bem como os sintomas relacionados com o broncoespasmo.
- Respiração Pranayama: É a técnica de respiração utilizada no yoga. Caracteriza-se por respirações profundas com o diafragma e um ritmo respiratório lento, utilizando o nariz. Esta técnica pode ajudar a melhorar o controlo respiratório e a reduzir a ansiedade associada à dispneia nos doentes com asma.

3.3.1.4. Bronquiectasia:

A bronquiectasia caracteriza-se por uma dilatação anormal, permanente e irreversível de um ou mais brônquios devido a uma inflamação crónica da parede brônquica. Isto leva à destruição do componente elástico, muscular e cartilaginoso, juntamente com a perda de cílios, resultando na produção de secreções mucopurulentas. As bronquiectasias são geralmente a consequência final de várias patologias que lesam a árvore brônquica, sendo a infeção a causa mais comum. Podem ser classificadas como cilíndricas (menor destruição da parede), quísticas (extensa destruição da parede) e varicosas (destruição intermédia), sendo mais comuns no sexo feminino (23).

- Manifestações clínicas:
  - Acropaquias.
  - Roncus.
  - Chiado.
  - Tosse.
  - Expetoração diária com secreções mucopurulentas.

- Dispneia.
- Hemoptise variável associada a exacerbações.
- Febre.
- Dor no peito.
- Sintomas de rinossinusite.
- Em fases avançadas: desnutrição e deterioração generalizada do estado de saúde.

Durante a avaliação funcional, a espirometria pode revelar um padrão normal ou obstrutivo. As bronquiectasias localizam-se mais frequentemente nas bases pulmonares, no lobo médio e na língula. Na gasimetria arterial, é frequente observar-se hipoxémia e hipercapnia.

- Modalidades fisioterapêuticas utilizadas no tratamento das bronquiectasias (23):
  - Aerossóis terapêuticos:
    - Nebulização ultra-sónica de solução salina isotónica: consiste na inalação de uma solução salina com um nebulizador ultrassónico. Ajuda a humedecer as vias respiratórias e a facilitar a eliminação das secreções.
    - N-acetil-L-cisteína: Este mucolítico é utilizado para reduzir a viscosidade das secreções brônquicas, facilitando a sua expulsão e melhorando a função respiratória.
  - Técnicas de higiene dos brônquios:
    - Institucional: Drenagem postural, manobras de tosse assistida, aceleração do fluxo expiratório.
    - Domiciliário: Drenagem autógena, Eltgol, técnicas de pressão expiratória positiva (Thera PEP, Flutter, Cornet, Acapella).

3.3.1.5. Doença Pulmonar Obstrutiva Crónica (DPOC)

A Doença Pulmonar Obstrutiva Crónica (DPOC) é definida pela Iniciativa Global para a Doença Pulmonar Obstrutiva Crónica (GOLD) como uma doença tratável e evitável, caracterizada pela presença persistente de sintomas respiratórios e limitação do fluxo de ar devido a alterações nos alvéolos e/ou nas vias respiratórias, geralmente causadas pela exposição prolongada a substâncias nocivas, como gases ou partículas. A diretriz espanhola da GesEPOC descreve a doença como uma limitação crónica reversível do fluxo de ar associada principalmente ao fumo do tabaco. De acordo com a Sociedade Espanhola de Pneumologia e Cirurgia Torácica (SEPAR), a DPOC caracteriza-se por uma obstrução crónica e pouco reversível do fluxo aéreo, causada principalmente por uma resposta inflamatória anormal ao fumo do tabaco (33).

O diagnóstico clínico é estabelecido pela limitação do fluxo de ar e é classificado em quatro graus de gravidade de acordo com o FEV1. Além disso, foi introduzido um novo método de avaliação denominado "ABCD", que não se baseia apenas na gravidade da obstrução ao fluxo de ar (FEV1), mas também considera a perceção do doente, a dispneia e a qualidade de vida. A qualidade de vida é um aspeto crucial que é realçado, juntamente com a importância do historial de exacerbações. A dispneia é avaliada através da escala Modified Medical Research Council (mMRC), enquanto a qualidade de vida é determinada pelo questionário COPD Assessment Test (CAT). Atualmente, a classificação GOLD para determinar a gravidade da DPOC considera principalmente três factores: intensidade dos sintomas, grau de limitação do fluxo aéreo (FEV1) e história de exacerbações (33).

A apresentação clínica da DPOC é muito variável e, dentro do que é atualmente conhecido como DPOC, existem diferentes formas clínicas ou fenótipos que têm implicações clínicas, prognósticas e terapêuticas.

- Estes fenótipos incluem:
    - Não exacerbante, com enfisema ou bronquite crónica.
    - DPOC-Asma mista.
    - Aguda com enfisema
    - Exacerbador agudo com bronquite crónica.
- Características da DPOC:
    - Dispneia: normalmente sentida durante as actividades diárias, especialmente quando se utilizam os membros superiores.
    - Tosse.
    - Expetoração.
    - Chiado.

- Sintomas sistémicos como anorexia e envolvimento muscular periférico.
- As radiografias mostram horizontalização das costelas e cúpulas diafragmáticas achatadas.
- Espirometria: Existe evidência de um aumento do volume residual e da capacidade pulmonar total, acompanhado de uma diminuição da capacidade vital.

- Algumas modalidades fisioterapêuticas utilizadas para reduzir a obstrução ao fluxo aéreo em doentes com DPOC (33):
  - Tratamento do broncospasmo: Os sprays anticolinérgicos são úteis no tratamento do broncospasmo em doentes com DPOC, uma vez que ajudam a reduzir o aumento do tónus colinérgico nestes doentes. Para além dos anticolinérgicos, os beta-adrenérgicos inalados também são administrados para o tratamento do broncoespasmo.

  - Gestão da ocupação do lúmen dos brônquios:
    - Edema da parede brônquica: O tratamento do edema brônquico é da responsabilidade médica e pode incluir a utilização de corticosteróides.
    - Hipertrofia das glândulas mucosas: A hipertrofia glandular corresponde a danos estruturais irreversíveis. A cessação do tabagismo é essencial para o tratamento desta doença.
    - Aumento das secreções: Para reduzir ou eliminar a ocupação dos brônquios pelas secreções, são utilizados sprays terapêuticos com propriedades humectantes, mucocinéticas ou mucolíticas. Além disso, são utilizadas técnicas de higiene brônquica para mobilizar e eliminar as secreções.
  - Gestão da perda de tração radial no brônquio: Em doentes com enfisema pulmonar, a perda de tração radial no brônquio é uma causa importante de obstrução ao fluxo de ar. As técnicas fisioterapêuticas, como a inspiração máxima seguida de expiração ativa com intervenção dos músculos abdominais,

podem ser utilizadas para maximizar a abertura dos brônquios e facilitar a eliminação do ar retido.

- Modalidades fisioterapêuticas utilizadas para melhorar a função muscular respiratória em doentes com DPOC (23):
  - Reeducação respiratória: Esta estratégia visa restaurar o padrão respiratório fisiológico, normalizando o volume corrente, reduzindo a frequência respiratória e mantendo uma relação adequada entre inspiração e expiração. O objetivo é melhorar a eficiência da função muscular respiratória, reverter, na medida do possível, as alterações da relação ventilação/perfusão (V/Q), melhorar a mobilidade e a flexibilidade da caixa torácica e aumentar a tolerância às actividades diárias.
  - Técnicas de reeducação respiratória: respiração diafragmática, respiração com os lábios franzidos, exercícios respiratórios não específicos: Estes exercícios destinam-se a melhorar a mobilidade e a flexibilidade da caixa torácica, o que facilita uma respiração mais eficaz.
  - Mobilizações torácicas: Estas técnicas consistem em manipulações físicas destinadas a melhorar a mobilidade das articulações e das estruturas torácicas, o que pode facilitar uma respiração mais completa e mais eficaz.
  - Ventilação direccionada: Esta técnica centra-se na prática de padrões respiratórios específicos para melhorar a ventilação em áreas específicas dos pulmões. Pode incluir exercícios de respiração profunda e técnicas de expansão torácica.

Os doentes com DPOC podem apresentar enfisema ou bronquite crónica (23).

- Enfisema:

O enfisema caracteriza-se pela dilatação dos espaços aéreos distais ao bronquíolo terminal, acompanhada pela destruição das paredes alveolares. Isto leva a uma diminuição das trocas gasosas entre os alvéolos (devido ao seu número reduzido) e a circulação sanguínea. Existem três tipos principais de enfisema:

- Centroacinar ou centrolobulilar: Afecta principalmente a parte central do lóbulo pulmonar, sem alterar significativamente os alvéolos, a sua vascularização ou os seus ductos periféricos. Localiza-se geralmente no ápice do lobo superior.
- Panacinar ou panlobulilar: Causa destruição e distensão de todo o lóbulo ou ácino, afectando tanto os alvéolos periféricos como a sua vascularização. É mais comum nos lóbulos ou bases inferiores e está associada à deficiência de alfa-1 antitripsina, sendo uma doença autoimune primária, sem história de tabagismo.
- Paraseptal ou distal: Afecta a periferia lobular, junto à pleura, e localiza-se nas zonas intralobulbares. Por vezes, não afecta significativamente a ventilação pulmonar.
- As manifestações clínicas do enfisema incluem:
  - Aspeto físico do "baiacu cor-de-rosa".
  - Construção esguia.
  - Tórax em forma de barril devido ao aumento do diâmetro antero-posterior.
  - Dispneia progressiva grave.
  - Retracções intercostais, redução da respiração diafragmática e hipertrofia dos músculos acessórios da respiração.
  - Níveis de oxigénio em repouso moderadamente baixos (PaO2 entre 60 mmHg) e níveis de dióxido de carbono normais ou ligeiramente elevados.
  - Possibilidade de insuficiência cardíaca congestiva.
  - Tosse com expetoração branca sem cianose.
  - As radiografias mostram diafragmas descendentes, distensão pulmonar excessiva, encurtamento das fibras do músculo diafragmático, costelas horizontais, formação de bolhas (espaços aéreos subpleurais de paredes finas), rarefação vascular e estreitamento dos vasos pulmonares periféricos.

- ▪ A espirometria mostra um aumento do volume residual e da capacidade pulmonar total, acompanhado de uma diminuição da capacidade vital.
- A bronquite crónica é uma doença obstrutiva das vias respiratórias periféricas que se desenvolve devido ao consumo de tabaco, a infecções recorrentes, à exposição à poluição ambiental e a alergias. Caracteriza-se por uma produção excessiva de muco nas vias respiratórias, causada pela hipertrofia das glândulas mucosas da traqueia e dos brônquios, que pode obstruir as vias respiratórias e os bronquíolos mais pequenos. Além disso, observa-se estenose das vias aéreas e edema da parede das vias aéreas. É considerada crónica quando existe tosse produtiva, irritativa e expetoração durante pelo menos 3 meses por ano, por um período de pelo menos 2 anos consecutivos, excluindo outras causas de tosse produtiva. As manifestações clínicas da bronquite crónica incluem:
  - Aspeto físico conhecido como "blue bloater".
  - Cianose pronunciada.
  - Constituição obesa.
  - Prevalência em fumadores.
  - Dispneia moderada que progride para dispneia de esforço.
  - Níveis baixos de oxigénio e altos de dióxido de carbono no sangue.
  - Tosse crónica.
  - Auscultação com crepitações e roncos dispersos.
  - Volume torácico normal ou ligeiramente aumentado, com hipersonoridade à percussão e possível edema periférico.
  - As radiografias podem mostrar sinais como uma ligeira cardiomegalia, áreas pulmonares congestionadas, rede vascular alargada e brônquios inchados. Com o tempo, pode observar-se um "pulmão sujo" devido ao espessamento das paredes dos brônquios e à fibrose peribrônquica.

Estes sintomas podem melhorar se as causas que provocaram a bronquite forem eliminadas. Além disso, a bronquite crónica pode coexistir com um enfisema.

3.3.2. Patologias com alterações ventilatórias restritivas
3.3.2.1. Pneumonia

A pneumonia é uma inflamação do parênquima pulmonar, localizada distalmente aos brônquios terminais, de origem infecciosa. Os agentes causadores das pneumonias variam de acordo com o local onde são adquiridas, a idade do indivíduo e a presença de doenças subjacentes. Nas crianças, são comuns as pneumonias virais, enquanto nos adultos predominam as pneumonias de origem bacteriana. Clinicamente, caracteriza-se por febre, sintomas respiratórios variáveis e um infiltrado na radiografia do tórax. Desenvolve-se devido à presença de um agente patogénico associado a uma disfunção dos mecanismos de defesa dos pulmões. Dependendo da origem da infeção, é classificada como (34):

- Pneumonia adquirida na comunidade (PAC): Ocorre em pessoas que não foram hospitalizadas recentemente.
- Pneumonia nosocomial: Ocorre nas 48 horas seguintes à hospitalização, normalmente associada a internamentos prolongados e a procedimentos invasivos das vias respiratórias. É normalmente causada por Staphylococcus Aureus resistente à meticilina.

Tratamento fisioterapêutico: Durante a fase aguda da doença, a fisioterapia respiratória está contra-indicada. Após a diminuição progressiva da febre, são efectuadas técnicas de expansão pulmonar e exercícios funcionais.

- Tratamento fisioterapêutico (34):
    - Para aumentar o volume exalado na Mobilização/Posicionamento, utilizamos exercícios respiratórios, espirometria de incentivo e hiperinsuflação manual ou mecânica.
    - Para aumentar o fluxo expiratório Posicionamento: Huff, tosse assistida manual, assistência mecânica à tosse, oscilação percussiva, vibração mecânica ou manual, HFO, IPV, Flutter
    - Aumento do volume expirado Posicionamento: CPAP e PEP

3.3.2.2. Doença Pulmonar Intersticial Difusa (DIDD)

A alveolite fibrosante difusa, também conhecida como doença pulmonar intersticial difusa (DIDP), fibrose pulmonar intersticial difusa ou síndrome de Hamman-Rich, afecta o espaço alvéolo-intersticial com manifestações clínicas, funcionais e radiológicas. Entre as FIDP, as mais comuns são a fibrose pulmonar idiopática e a sarcoidose. As manifestações clínicas incluem dispneia de esforço e tosse seca, infiltrados bilaterais difusos, incapacidade funcional restritiva e diminuição da difusão. A fibrose pulmonar é uma forma específica de DIDP, caracterizada como uma doença pulmonar intersticial difusa, fibrosante, crónica e progressiva, que afecta principalmente homens idosos. O padrão radiológico caraterístico é o "favo de mel", que consiste em grupos de espaços aéreos quísticos com diâmetros comparáveis de 3-10 mm (por vezes até 2,5 cm). Os possíveis factores de risco incluem o tabagismo, a exposição a poeiras metálicas ou de madeira, actividades agrícolas, trabalho em cabeleireiros, corte ou polimento de pedra, exposição a gado e poeiras de plantas ou animais, bem como quimioterapia, embora com poucas provas (9).

Objectivos da fisioterapia e tratamento: Os objectivos do tratamento são melhorar a dinâmica ventilatória, reduzir o risco de infecções, prevenir deformidades torácicas e melhorar a tolerância ao exercício. Em termos de tratamento fisioterapêutico respiratório, técnicas de expansão pulmonar como o Exercício Inspiratório de Diâmetro Costeiro (EDIC), técnicas de expansão costal, exercícios diafragmáticos e de coluna, entre outros, podem ajudar a aliviar os sintomas. Em fases avançadas, pode ser considerado o transplante pulmonar. A reabilitação respiratória é segura em pacientes com IDPD e melhora a qualidade de vida (9).

3.3.2.3. Abscesso pulmonar

Um abcesso pulmonar é uma coleção supurativa que se forma como resultado da necrose do parênquima pulmonar, resultando na criação de uma cavidade com as suas próprias paredes. As manifestações clínicas incluem dispneia, tosse produtiva, expetoração fétida e abundante, dor pleurítica, náuseas, vómitos, arrepios, suores e mal-estar. Em alguns casos, podem ocorrer acropacidades (19).

É verdade que a utilização da fisioterapia e da drenagem postural na fase aguda do tratamento do abcesso pulmonar pode ser controversa devido ao risco potencial de propagação da infeção. Foi observado que a manipulação das secreções e a aplicação de técnicas de fisioterapia podem contribuir para a propagação da infeção no trato respiratório. No caso específico do abcesso pulmonar, a drenagem torácica é reservada principalmente para os casos de empiema, em que há acumulação de pus na cavidade pleural. No entanto, hoje em dia, devido à eficácia dos antimicrobianos, a drenagem transtorácica do abcesso ou a ressecção cirúrgica não é habitualmente indicada, a menos que existam complicações graves ou o tratamento médico seja ineficaz. É importante avaliar cuidadosamente cada caso individual e considerar os riscos e benefícios da fisioterapia e de outras intervenções, sempre em coordenação com a equipa médica assistente. A abordagem terapêutica pode variar consoante a gravidade da infeção, a resposta à terapêutica antimicrobiana e a presença de complicações adicionais (19).

- O tratamento médico pode envolver a utilização de quimioterapia, broncoaspiração ou excisão segmentar para remover o abcesso.
- Tratamento fisioterapêutico:
    - Uma vez drenado o abcesso, o objetivo do tratamento fisioterapêutico é a reexpansão da zona afetada. Este objetivo pode ser alcançado através de:
    - Drenagem postural para facilitar a drenagem das secreções.
    - Exercícios de ventilação localizada, centrados na expiração para ajudar a limpar as secreções.
    - Tosse assistida para desobstruir as vias respiratórias.
    - Complementar o tratamento com terapia por aerossol utilizando antibióticos para tratar a infeção pulmonar.
- Esta abordagem à fisioterapia respiratória ajuda a melhorar a ventilação e a promover a recuperação do doente após o tratamento médico do abcesso pulmonar.

3.3.2.4. Derrame pleural

É a acumulação de líquido no espaço pleural, parcial ou totalmente, devido a um desequilíbrio entre a formação e a reabsorção deste líquido. Dependendo das suas características, pode ser (19):

- Transudado: líquido pobre em proteínas e células, resultante de um aumento da pressão hidrostática e de uma redução da pressão oncótica dos capilares pleurais.
- Exsudado: líquido rico em proteínas e células, causado por um aumento da permeabilidade dos capilares ou por uma obstrução linfática. Pode ser serofibrinoso, purulento (empiema ou pirotórax), hemorrágico (hemotórax) ou linfático (quilotórax).

Na presença de um processo inflamatório, podem formar-se bridas pleurais. Nos casos de pleurite purulenta, pode ocorrer esclerose e encistamento. No caso de hemotórax, o sangue tende a coagular precocemente (19).

- Manifestações clínicas:
  - Dispneia.
  - Dor pleurítica.
  - Tosse seca.
  - Hipomobilidade do hemitórax afetado.
  - Desvio do mediastino para o lado saudável.
  - Aderências no lado afetado que limitam o padrão respiratório e a mobilidade do hemidiafragma.
  - Som surdo à percussão. No caso de pneumotórax, o som será timpânico.
  - Os doentes tendem a deitar-se em decúbito lateral sobre o lado afetado ou em posição semi-sentada para minimizar a dor.
- Objectivos da fisioterapia e tratamento:
  - Prevenir a formação de aderências.
  - Reexpandir o parênquima pulmonar.
  - Prevenir as alterações da mecânica respiratória.
  - Remover as secreções em caso de acumulação.

O tratamento fisioterapêutico envolve a mobilização torácica do lado afetado, o trabalho do hemidiafragma e a flexão da caixa torácica com exercícios de correção da coluna vertebral e da cintura escapular. A sequência do tratamento pode incluir (19):

- Fase inicial: Respiração diafragmática lenta e profunda, associada a tratamento analgésico.
- Segunda fase: Técnicas de expansão pulmonar.
- Terceira fase: Intensificação das técnicas de expansão pulmonar.

No caso de doença pleural recorrente ou mal controlada, podem ser utilizadas técnicas de padrão diafragmático, com o doente em decúbito lateral sobre o lado afetado.

3.3.2.5. Pneumotórax

O pneumotórax é causado pela entrada de ar no espaço pleural, provocando o colapso do pulmão e dificultando a sua expansão. Isto resulta na distensão da caixa torácica e na depressão do hemidiafragma afetado, o que, por sua vez, reduz o FEV1 (volume expiratório forçado no primeiro segundo) e a FVC (capacidade vital forçada) (35).

- Tipos de pneumotórax (35).
  - Espontânea: ocorre devido à rutura de uma bolha no ápice do pulmão, frequentemente associada a doenças como a DPOC. Os sintomas incluem dor súbita, dispneia e diminuição dos sons respiratórios no lado afetado.
  - Traumático:
  - Fechado: lesão pleural visceral com parede torácica intacta.
  - Abertura: uma abertura na parede torácica que permite a entrada de ar atmosférico no espaço pleural.
  - Tensão: rutura que cria uma válvula unidirecional, aumentando a pressão no espaço pleural. Requer intervenção médica urgente.
  - Iatrogénica: secundária a procedimentos médicos.
- Avaliação: A tríade de Galliard pode ser encontrada no exame físico:
  - Som timpânico na percussão torácica.
  - Diminuição das vibrações vocais.
  - Diminuição do murmúrio vesicular.
- Objectivos da fisioterapia e tratamento (35):

- Ajudar a expansão pulmonar, desde que haja drenagem.
- Prevenir a formação de aderências e manter a mobilidade do diafragma.
- O tratamento fisioterapêutico consiste em colocar o paciente em decúbito lateral sobre o lado sadio, alternando rotação anterior e posterior. Os drenos são monitorizados e são efectuados exercícios de ventilação global, centrados na expiração prolongada. Uma vez retirados os drenos, prosseguem os exercícios de ventilação adaptados às actividades da vida diária.

3.3.2.6. Doenças Neuromusculares (DNM)

As doenças neuromusculares (DNM) compreendem um grupo diversificado de perturbações neurológicas causadas por alterações primárias ou secundárias nas células músculo-esqueléticas. Na maioria destas doenças, observa-se uma deterioração progressiva dos músculos, incluindo os músculos respiratórios, que pode levar à fraqueza (36).

- Manifestações clínicas: As manifestações clínicas variam consoante o grau de envolvimento dos músculos respiratórios, dos músculos da deglutição e da capacidade de mobilidade do doente. Embora o pulmão seja normalmente normal, a parede torácica pode estar fraca. O envolvimento dos músculos respiratórios pode resultar num padrão restritivo, com redução do volume corrente e da capacidade inspiratória, dificultando a ventilação alveolar. A tosse ineficaz e a dificuldade em eliminar as secreções podem resultar do envolvimento da musculatura expiratória, aumentando o risco de infecções respiratórias. O envolvimento da musculatura orofaríngea pode levar a problemas no mecanismo de deglutição e aumentar o risco de broncoaspiração (36).
- Tratamento de fisioterapia: O tratamento de fisioterapia para doentes com MND centra-se na manutenção da complacência pulmonar e da mobilidade da caixa torácica. São utilizadas técnicas de higiene brônquica e a tosse é facilitada, quer através de assistência manual, quer através de dispositivos mecânicos de insuflação/exsuflação. O

objetivo é prevenir complicações respiratórias e manter a função pulmonar tanto quanto possível (36).

3.3.2.7. Atelectasia

A atelectasia caracteriza-se pelo colapso total ou parcial de uma parte do pulmão devido ao desaparecimento do conteúdo aéreo, causado por obstrução das vias aéreas, pressão externa sobre o pulmão ou disfunção do surfactante (23).

- Manifestações clínicas (23):
    - Dificuldade em expandir o hemitórax afetado.
    - Tosse.
    - Em casos ligeiros, pode ser assintomática.
    - A radiografia mostra um estreitamento dos espaços intercostais devido à perda de volume, com retração das estruturas adjacentes.
    - Ausência total de murmúrio vesicular.
    - A atelectasia mais comum ocorre nos lobos basais.
- Factores de risco:
    - Administração da anestesia.
    - Utilização de tubos de respiração.
    - Corpo estranho nas vias respiratórias (mais comum em crianças).
    - Doenças pulmonares.
    - Derrame pleural.
    - Obstrução das vias respiratórias por muco.
    - Respiração superficial, que pode ser causada por dor.
    - Repouso prolongado no leito com pouca mudança de posição.
    - Tumores que obstruem as vias respiratórias.
- Objectivos da fisioterapia e tratamento: O principal objetivo da fisioterapia respiratória é restaurar a mecânica ventilatória o mais rapidamente possível. Para tal, são realizados exercícios respiratórios centrados na zona de colapso, utilizando técnicas de inspiração lenta e prolongada como o EDIC, juntamente com alterações posturais frequentes (23).

3.3.2.8. Pneumonectomia / Lobectomia

A pneumonectomia envolve a remoção de um pulmão inteiro, enquanto a lobectomia envolve a remoção de um lobo pulmonar específico (23).

- Objectivos da fisioterapia e tratamento (23):
    - Pneumonectomia: Após a pneumonectomia, os objectivos da fisioterapia incluem assegurar a permeabilidade das vias aéreas em caso de secreções, manter a ventilação no lado saudável e evitar posturas que possam ser prejudiciais. Por conseguinte, o doente não deve ser colocado em decúbito lateral do lado saudável para evitar a compressão do mediastino. Em vez disso, recomenda-se que se deite na cama incorporada, devendo ser tomadas medidas importantes para o controlo da dor.
    - Lobectomia: Após uma lobectomia parcial, o programa de fisioterapia deve ser adaptado tendo em conta a intervenção cirúrgica e a patologia respiratória prévia do doente. O foco será a reexpansão do resto do pulmão e a correção das compensações ventilatórias do hemitórax saudável. Isto é conseguido com exercícios abdomino-diafragmáticos e expansão da caixa torácica, ajudando assim a melhorar a função respiratória e a prevenir complicações.

4. TÉCNICAS E MODALIDADES DE TRATAMENTO EM FISIOTERAPIA RESPIRATÓRIA

Existem duas categorias principais de classificação das técnicas de fisioterapia respiratória manual. De acordo com a Conferência de Consenso de Lyon de 1994, estas técnicas são classificadas com base em dois critérios (37).

- O efeito físico-mecânico que produzem, como a gravidade, as ondas de choque e a compressão de gás.
- Os objectivos terapêuticos que perseguem.

São classificados de acordo com (37):

- A localização da perturbação respiratória, quer nas vias aéreas extratorácicas quer nas vias aéreas intratorácicas.
- O tipo de padrão respiratório utilizado, como a respiração inspiratória lenta ou forçada e a respiração expiratória lenta ou forçada.

4.1. Técnicas de drenagem das secreções.

4.1.1. Técnicas baseadas na ação da gravidade.

As técnicas baseadas na ação da gravidade são fundamentais na fisioterapia respiratória. Uma delas é a drenagem postural, que aproveita a posição vertical dos brônquios para facilitar a evacuação das secreções pulmonares através da força da gravidade. Esta técnica é aplicada colocando o doente em diferentes posições específicas. É considerada mais eficaz quando as secreções são fluidas e abundantes, sendo especialmente recomendada para doentes críticos sujeitos a períodos prolongados de repouso no leito (4).

- São utilizadas várias posturas para drenar diferentes segmentos pulmonares (4):
  - Lóbulo superior:
    - Segmento apical: Sentado com uma almofada atrás do ombro correspondente ao segmento a drenar.
    - Segmento anterior: Em posição supina, com os joelhos dobrados e uma almofada por baixo do ombro correspondente.

- Quarto traseiro: posição de Fowler, semi-sentado com o corpo ligeiramente inclinado para trás.
- Lobo mediano (direita) e língula (esquerda): Decúbito lateral com uma almofada por baixo do ombro a drenar, joelhos dobrados e pé da cama elevado.
- Lóbulo inferior:
  - Segmento apical (Nelson ou segmento 6): Posição prona com uma almofada debaixo das ancas.
  - Segmento anterior: Em posição supina, com os pés da cama elevados e uma almofada por baixo do ombro do segmento a drenar.
  - Segmento lateral: Decúbito lateral com uma almofada debaixo do lado e o pé da cama elevado.
  - Segmento posterior: Posição prona com uma almofada sob as ancas e os pés da cama elevados.

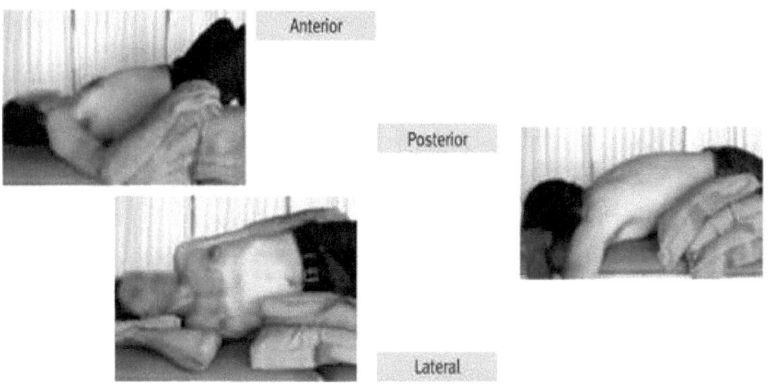

Figura 20: Posições posturais de drenagem consoante a região pulmonar a tratar (4).

É importante ressaltar que essas posturas podem variar de acordo com o segmento pulmonar a ser tratado e as necessidades específicas do paciente. Além disso, existem contra-indicações para o uso da drenagem postural, como hemorragia, edema pulmonar grave, insuficiência cardíaca congestiva, entre outras. É fundamental a avaliação criteriosa de cada caso antes da aplicação desta técnica.

4.1.2. Técnicas baseadas em ondas de choque.

As técnicas baseadas em ondas de choque fazem parte das técnicas assistidas e incluem vibrações manuais e percussões, também conhecidas como palmas.

- Vibração: A vibração consiste em movimentos oscilatórios intermitentes, rítmicos e progressivos aplicados na parede torácica perpendicularmente aos segmentos pulmonares, com uma frequência ideal de 13 Hz. O seu objetivo é estimular o movimento dos cílios para aumentar a mobilização das secreções. Este efeito inclui a modificação da viscosidade e da elasticidade do muco, sendo particularmente útil nas patologias com secreções densas e aderentes (4).
  - Indicações: Indicado em patologias com secreções muito viscosas e aderentes.
  - Contra-indicações: Osteoporose, enfisema bolhoso, cirurgia torácica recente, pneumotórax, fracturas de costelas, instabilidade torácica.
  - As vibrações podem ser manuais, transmitidas pelo fisioterapeuta através do braço, ou mecânicas, aplicadas por meio de dispositivos externos ou internos. As vibrações endógenas são realizadas com coletes vibratórios, enquanto as vibrações exógenas são aplicadas com dispositivos PEP, que serão descritos na secção sobre dispositivos instrumentais.

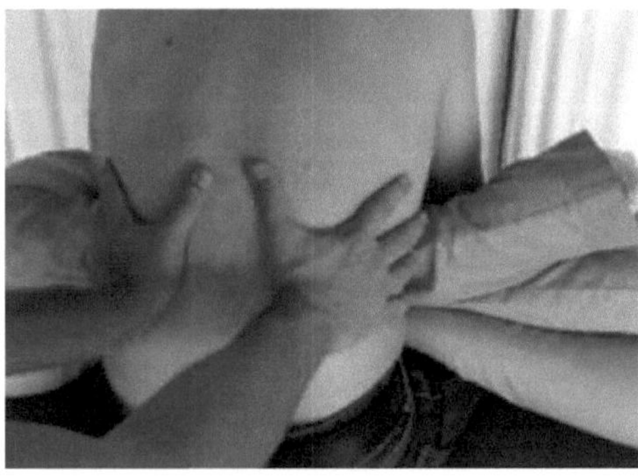

Figura 21. Técnica de vibração exercida na base dos pulmões com o doente numa posição sentada (4).

- Percussões ou palmas: As percussões consistem em batidas enérgicas e rítmicas na caixa torácica, utilizando uma mão em forma de cúpula e movimentos de flexão e extensão do pulso. As provas da sua eficácia são controversas (4).
    - Contra-indicações: Processos hemorrágicos pulmonares, cirurgia torácica, pneumotórax, derrame pleural, bolhas enfisematosas, fraturas de costelas, tuberculose, abscesso pulmonar, neoplasia pulmonar, broncoespasmo, osteoporose, entre outros.

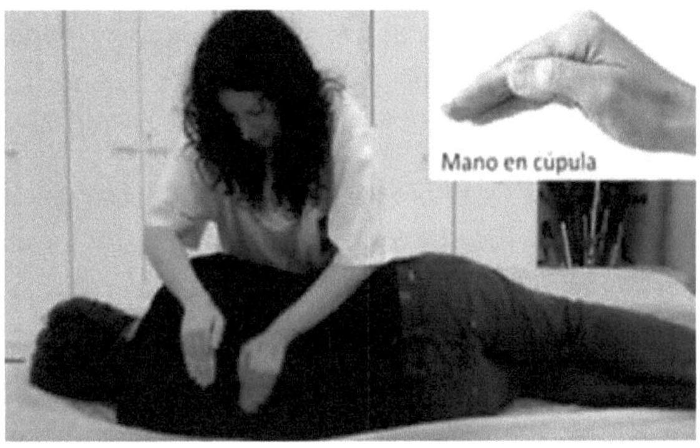

Figura 22. Aplicação da técnica de Clapping no pulmão infralateral (4).

4.1.3. Técnicas baseadas em variações de fluxo.

As técnicas baseadas nas variações do fluxo aéreo centram-se na regulação e modulação do fluxo expiratório. São identificados quatro distúrbios obstrutivos na criança (DAO), sendo os três primeiros (DAO I, II, III) causados pelo excesso de secreções, enquanto o quarto (DAO IV) resulta da combinação de secreções e broncoespasmo. Consoante a localização da doença, se esta afetar as vias aéreas extratorácicas, é designada por Perturbação Ventilatória Obstrutiva I. O diagnóstico é feito por auscultação direta ou com estetoscópio, detectando os ruídos transmitidos pelo excesso de secreções. O tratamento pode ser passivo, através da Desobstrução Retrograda da Rinofaringe (DRR), ou ativo, como a nasoaspiração e a lavagem nasal, especialmente em crianças, onde a higiene nasal é essencial para evitar a contaminação das vias aéreas inferiores (37).

Se a doença afetar as vias aéreas intratorácicas proximais, é classificada como Perturbação Ventilatória Obstrutiva II, detetável por crepitações de baixa frequência à auscultação. É tratada com técnicas expiratórias forçadas. Por fim, se a doença afetar as vias aéreas médias (5ª-14ª geração) ou distais (16ª-23ª geração), é denominada Perturbação Ventilatória Obstrutiva III, em que são detectadas crepitações de média e alta frequência à auscultação. O tratamento consiste na utilização de técnicas expiratórias lentas ou de técnicas que geram efeitos volume-dependentes, favorecendo a insuflação pulmonar durante a inspiração (37).

4.1.3.1. Vias aéreas extratorácicas: técnicas de inspiração forçada.

- Desobstrução Retrograda da Rinofaringe (DRR): A DRR é uma técnica de inspiração forçada destinada a eliminar as secreções do nariz e da garganta, frequentemente combinada com a aplicação local de uma substância terapêutica. É realizada em crianças com menos de 24 meses de idade; em crianças mais velhas, pode ser realizada por nasoaspiração ativa. O procedimento é efectuado com a criança deitada de costas, com a cabeça virada para o lado da narina a limpar. Consiste em fechar a boca da criança e, depois de provocar o choro na maioria dos casos, induzir uma inspiração nasal súbita enquanto se introduz soro fisiológico a alta pressão. A inspiração rápida que se segue ao choro serve de veículo para o soro fisiológico (30).

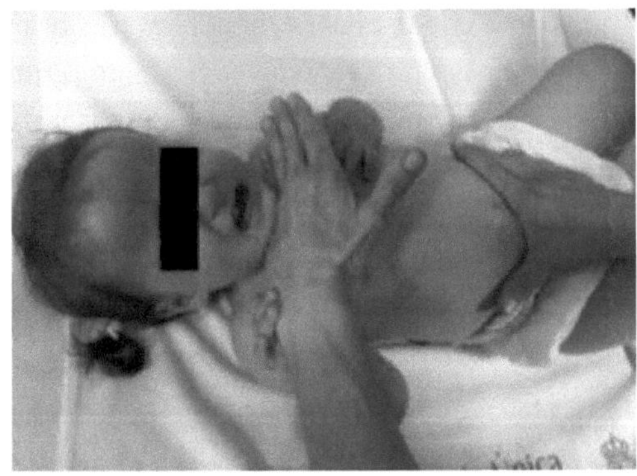

Figura 23. Técnica de desobstrução rinofaríngea retrógrada. As costas da mão apoiadas no maxilar para forçar a boca a fechar (30).

- Glossopulsão retrógrada (RGP): Esta técnica consiste em guiar o catarro expelido pela tosse da parte de trás da boca para os lábios, onde pode ser eliminado. É utilizada quando o bebé tem dificuldade em expetorar (9).
- Bombeamento traqueal expiratório (BTE): consiste em colocar a criança em posição supina com o pescoço ligeiramente estendido para trás. Esta manobra é efectuada fazendo deslizar o polegar ao longo da traqueia extratorácica para puxar as secreções para cima e facilitar a sua eliminação (9).

4.1.3.2. Vias aéreas intratorácicas distais ou médias: Técnicas de expiração lenta.

- Expiração lenta prolongada (ELPr): A ELPr é uma técnica passiva que auxilia na expulsão das secreções brônquicas das vias aéreas médias para as vias aéreas proximais. Consiste na aplicação de uma pressão manual conjunta sobre o abdómen e o tórax no final da expiração até ao volume residual (VR). Esta pressão é progressiva e é contrariada por 2 ou 3 tentativas de inspiração (9).
- Expiração total lenta glótica aberta lateral (ELTGOL): Esta técnica é utilizada para limpar as secreções das vias aéreas médias. O doente é colocado em decúbito lateral com o pulmão a tratar virado para baixo e é-lhe pedido que efectue uma expiração lenta prolongada com a glote aberta, partindo da capacidade residual funcional (CRF) e mantendo volumes pulmonares baixos. Não é adequado para bebés e crianças com menos de 10 ou 12 anos de idade e está contraindicado em determinadas condições, como hemoptise, instabilidade hemodinâmica e condições cavitárias.

  O posicionamento adequado do fisioterapeuta e do doente para realizar a ELTGOL implica que o fisioterapeuta assista à expiração do pulmão no lado inferior, reduzindo a largura do tórax com a sua posição em cima da cabeça do doente, e movendo indiretamente o diafragma com a sua posição no lado inferior, realizando movimentos de rotação do antebraço do doente (4).

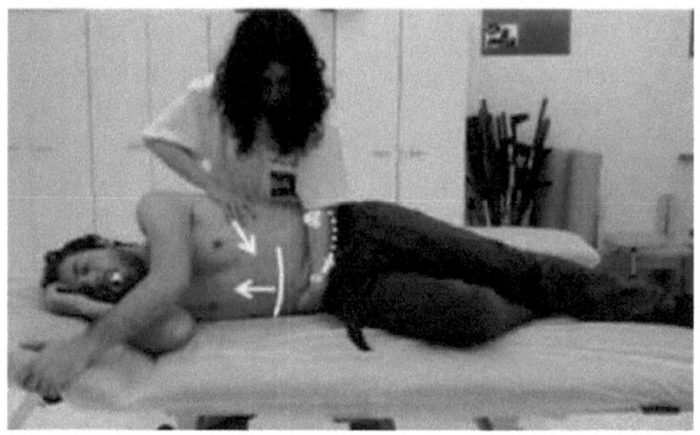

Figura 24. Posição correcta do fisioterapeuta na técnica ETGOL (4).

- Drenagem autogénea (DA): Esta técnica, desenvolvida por Chevaillier em 1967, envolve inalações e exalações lentas para mobilizar as secreções. O doente está de preferência sentado com as costas direitas para otimizar a interação entre o fluxo expiratório e a superfície do muco. A drenagem autógena divide-se em quatro fases (4):

  • Fase 1. Eliminação das secreções: Durante esta fase, a ventilação é efectuada com um volume pulmonar baixo para limpar as secreções distais. O volume corrente funcional do paciente passa para o volume de reserva expiratório (VRE).

  • Fase 2. Acumulação ou recolha de secreções: Nesta fase, a ventilação é efectuada a metade do volume pulmonar com o objetivo de recolher secreções nas vias aéreas médias. O volume corrente funcional passa do volume de reserva expiratório (VRE) para o volume de reserva inspiratório (VRI).

  • Fase 3. Evacuação das secreções: Durante esta fase, a ventilação é efectuada a um volume médio ou alto, a partir do meio da VRL. Esta fase tem como objetivo facilitar a remoção das secreções acumuladas nas vias respiratórias.

  • Fase final: Após a conclusão das três fases anteriores, pode ser induzida uma tosse espontânea ou pode ser utilizada uma técnica expiratória forçada (TEF) para remover quaisquer secreções proximais que possam permanecer após o processo de drenagem autógena.

É útil em doenças como a fibrose quística e a bronquiectasia, mas está contraindicado na asma durante ataques agudos.

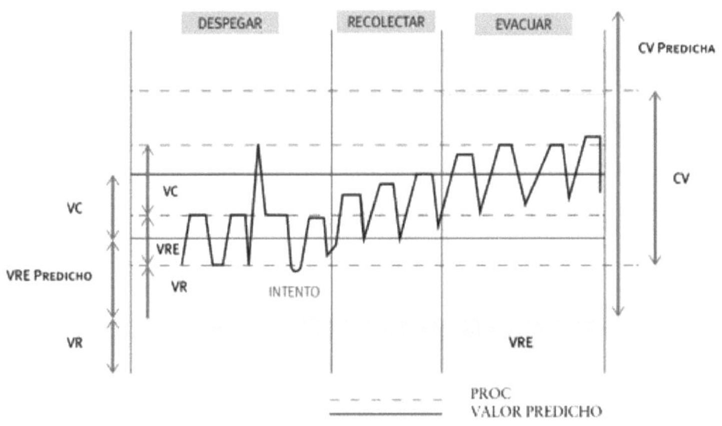

Figura 25. Esquema representativo das fases da drenagem autogénea (4).

- Aumento do fluxo expiratório lento (AFE lento): Esta técnica é utilizada quando as secreções se encontram nas vias aéreas intratorácicas médias ou distais. Após uma inspiração moderada, o fluxo expiratório é aumentado por uma expiração lenta e prolongada, sem forçar. O fisioterapeuta pode aplicar uma pressão sincronizada na região toracoabdominal para aumentar o volume expirado (9).

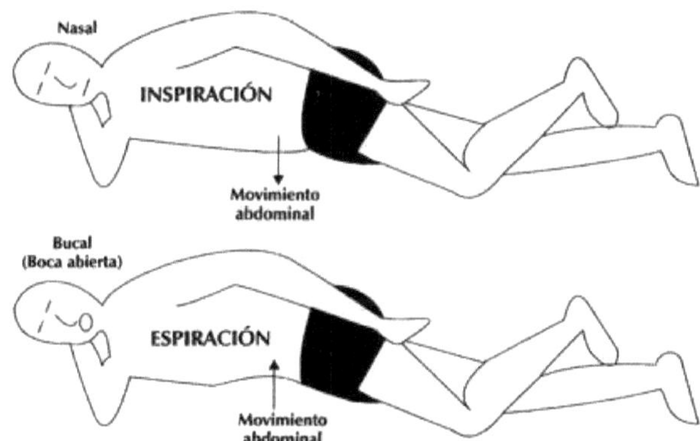

111

Figura 26. Representação do exercício de AFE lento. A inspiração (acima) é realizada lenta e profundamente pelo nariz, utilizando um padrão diafragmático. A expiração é efectuada de forma lenta e profunda com a boca e a glote abertas (23).

4.1.3.3. Vias aéreas intratorácicas proximais: Técnicas de expiração forçada

- Aumento do fluxo expiratório rápido (AFE rápido): Após uma inspiração ampla, é efectuada uma expiração forçada com a glote aberta. Esta técnica pode aumentar a tendência para o encerramento das vias aéreas e o broncoespasmo (9).

- Técnica expiratória forçada (TEF): Obtida após uma inspiração ampla através da contração forçada dos músculos expiratórios. Também está incluída na técnica do ciclo respiratório ativo (4).

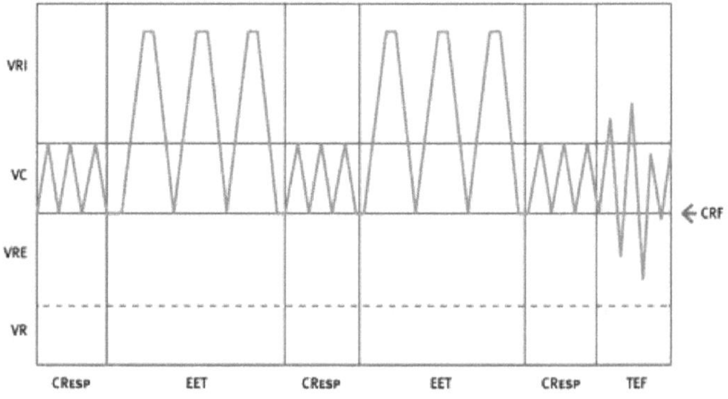

Figura 27. Volumes pulmonares durante o ciclo respiratório ativo e a técnica expiratória forçada (4).

- Técnica do ciclo respiratório ativo (CAR): Tem por objetivo mobilizar e expelir as secreções das vias aéreas médias e proximais. É geralmente realizada numa posição sentada, embora também possa ser feita noutras posições. Consiste num ciclo de controlo respiratório, expansão torácica e EFT. É realizado a partir de uma sequência de acções:
  - Controlo da respiração (respiração diafragmática lenta e controlada) (4).
  - Expansão torácica.

- Controlo da respiração.
    - Expansão torácica.
    - Controlo da respiração.
    - TEF.
- Tosse (T) (induzida, dirigida, assistida ou espontânea): Utilizada para soltar e expulsar as secreções brônquicas nas vias aéreas proximais. Existe uma sequência de fases essenciais na manobra de tosse para que esta seja eficaz e eficiente (4):
    - Fase inspiratória: Durante esta fase, ocorre a abdução da glote e a contração do diafragma, juntamente com alguns músculos acessórios inspiratórios, resultando num aumento da pressão de retração elástica do pulmão.
    - Fase compressiva: Nesta fase, a adução da glote é combinada com a contração dos músculos expiratórios durante aproximadamente 0,2 segundos, resultando num aumento da pressão intratorácica positiva.
    - Fase expiratória: Durante esta fase, o ar é expelido rapidamente para o exterior graças à abertura brusca da glote e à contração dos músculos expiratórios.

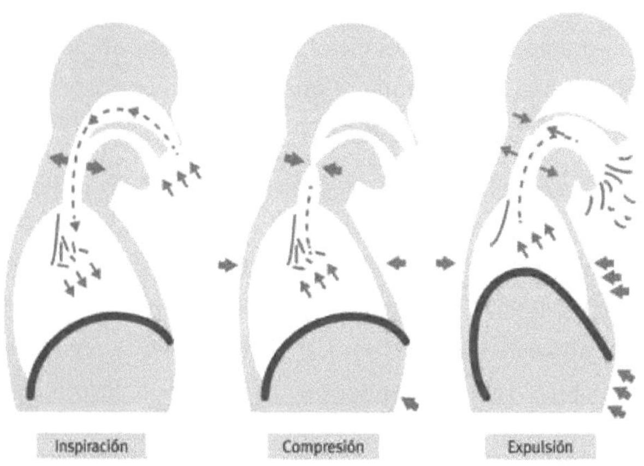

Figura 28. Fases da tosse (4).

Para uma manobra eficaz e eficiente da tosse é necessário seguir uma sequência de passos essenciais (4):

- Tosse provocada (TP): Induzida por pressão sobre a incisura esternal no final da inspiração ou no início da expiração. É contra-indicada em casos de reflexo de vómito, perturbações da laringe e em bebés prematuros.
- Tosse direccionada (TD): Trata-se de uma tosse voluntária assistida por pressão abdominal manual. É utilizada em doentes cooperantes com secreções nas vias aéreas proximais e na traqueia.
- Tosse assistida: É aplicada em casos de tosse ineficaz devido a várias causas, como a dor pós-cirúrgica ou a redução do fluxo expiratório devido a secreções. Pode ser manual ou por meio de dispositivos mecânicos.

4.2. Técnicas de expansão costal.

Os procedimentos específicos de expansão pulmonar e a espirometria de incentivo são eficazes na prevenção da rigidez e da diminuição da complacência pulmonar. Utilizando técnicas que incluem inspirações de baixo fluxo e alto volume, consegue-se a expansão da periferia pulmonar. Estas técnicas são especialmente úteis em condições como a atelectasia localizada, a pneumonia, a condensação pulmonar e outras condições pulmonares restritivas (9).

4.2.1. Vias aéreas intratorácicas distais ou médio-distais: Técnicas de inspiração lenta

- Exercícios de Débito Inspiratório Controlado (CIDE): Consiste em inalações lentas, profundas, de baixo fluxo e de grande volume. É efectuado em decúbito lateral com a zona a tratar numa posição supralateral (não dependente), enquanto o fisioterapeuta fornece apoio por trás. O volume inspiratório é aumentado até à capacidade pulmonar total (CPT), seguido de uma apneia tele-inspiratória de 3-5 segundos para promover a ventilação colateral e o fluxo de ar para os espaços aéreos periféricos (9).

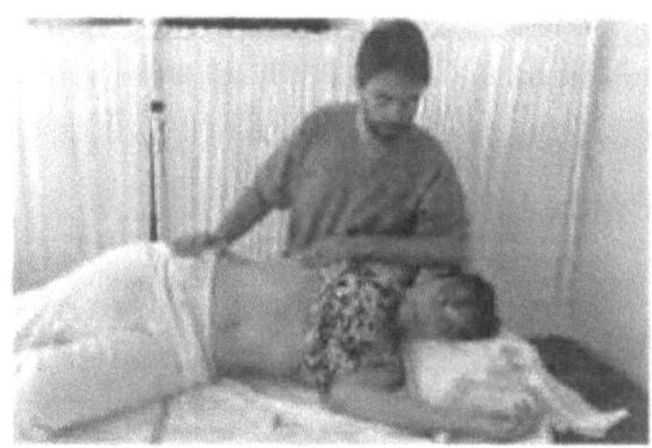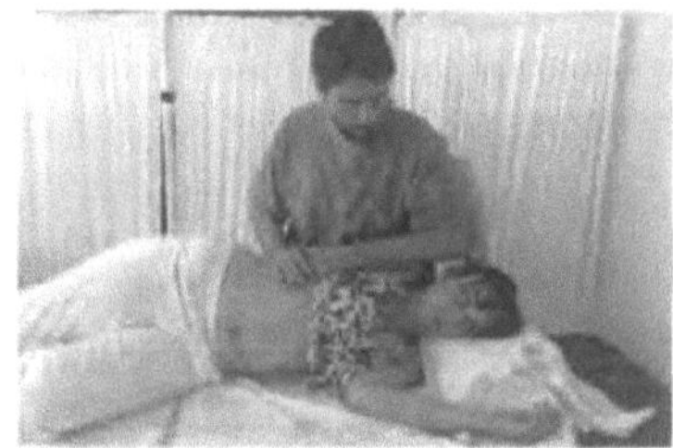

Figura 29. EDIC em inspiração (figura da esquerda) e EDIC em expiração (figura da direita) (9).

- Espirometria de incentivo: Volume (Voldyne ou Coach)®, Débito (Triflow)®: Esta técnica baseia-se na retroação, permitindo visualizar o volume de ar inspirado (volume) ou o fluxo gerado pelo doente (débito). Deve assegurar-se que o doente sabe utilizar corretamente o aparelho e compreende as instruções para evitar efeitos contraproducentes. Para além da recuperação do volume, esta técnica mobiliza as secreções do pulmão profundo para a via aérea média. Está contra-indicada em caso de fadiga inspiratória e de pneumotórax não tratado (9).
- Técnica de hiperinsuflação manual através de um saco de reanimação (Air stacking): Utiliza-se um saco de reanimação ligado à boca ou à traqueostomia do doente para efetuar exercícios de insuflação pulmonar. É aplicada uma pressão de 20 a 30 cm H2O, sincronizada com as inspirações do doente, seguida de uma apneia de 3 a 5 segundos. É frequentemente acompanhada de uma pressão sobre o abdómen ou o tórax para aumentar os fluxos expiratórios e reforçar a tosse ineficaz. Esta técnica, que retém o volume máximo de ar fornecido, pode ser útil em doentes neurológicos com controlo da glote para facilitar a expetoração (9).

4.3. Técnicas de ventilação.

4.3.1. Utilização correcta do diafragma

A respiração diafragmática é essencial para reduzir o consumo de oxigénio e a frequência respiratória, resultando num aumento da eficiência respiratória e numa redução do gasto de energia. O doente deve concentrar-se no músculo diafragma e no volume corrente, inspirando pelo nariz e expirando pela boca.

A posição do paciente é crucial para a reeducação da dinâmica do diafragma. Na posição supina, o diafragma estará na posição cranial. Na posição supina, a deslocação máxima do diafragma ocorre na região posterior, enquanto que, na posição prona, a reeducação máxima do diafragma é conseguida na região anterior do músculo. Em decúbito lateral, é no lado de apoio do diafragma, na parte inferior do lado. Na posição sentada ou em pé, o diafragma encontra-se numa posição baixa devido à gravidade e ao peso das vísceras, facilitando a inspiração e dificultando a expiração. Nesta posição, o diafragma encontra-se numa posição caudal, com maior expansão durante a expiração. Em contrapartida, na posição supina ou prona, a expiração é facilitada e a inspiração é dificultada devido à posição das vísceras, com expansão predominante durante a inspiração. Na posição de decúbito lateral, há uma expansão mista do diafragma. Na zona inferior do lado lateral, a expansão é inspiratória (facilitando a expiração e dificultando a inspiração), enquanto na zona superior do lado lateral, a expansão é expiratória (facilitando a inspiração e dificultando a expiração).

4.3.2. Técnica de ventilação direccionada

A técnica da ventilação dirigida, descrita por Giménez em 1968, refere-se à consciencialização respiratória com o objetivo de modificar o modo ventilatório e automatizar a respiração abdomino-diafragmática do paciente, quer em repouso quer durante o exercício. Este tipo de respiração ajuda a corrigir os movimentos paradoxais e os assincronismos ventilatórios, bem como a melhorar a sensação de falta de ar. A metodologia para a obtenção de um novo ritmo ventilatório é descrita mais adiante (23).

- FASE I (1-2 semanas): Sensibilização para a respiração
    - Nesta fase, são ensinadas noções básicas de anatomia e fisiopatologia respiratória.

- Trabalhamos o desbloqueio e a utilização harmoniosa do diafragma.
  - As sinergias ventilatórias são corrigidas.
  - O objetivo é atingir uma frequência respiratória de 5-10 respirações por minuto, adaptada a cada doente.
- FASE II (mais longa, até que os objectivos sejam atingidos): Prática de ventilação direccionada
  - Nesta fase, o objetivo é automatizar o novo ritmo ventilatório.
  - A ventilação guiada é praticada em várias posições (supina, prona, decúbito lateral, sentado, de pé).
  - São efectuados exercícios de mobilidade das costelas e da cintura escapular, bem como de reforço da cintura abdominal, sempre em coordenação com a respiração.
  - O objetivo é atingir uma frequência respiratória de 10-18 respirações por minuto.
- FASE III: Controlo do novo ritmo ventilatório
  - Nesta fase, procura-se controlar o novo ritmo respiratório durante as actividades da vida diária (AVD).
  - O controlo do ritmo respiratório é praticado durante o exercício, evitando associar a respiração à marcha. Recomenda-se a monitorização por oxímetro de pulso.

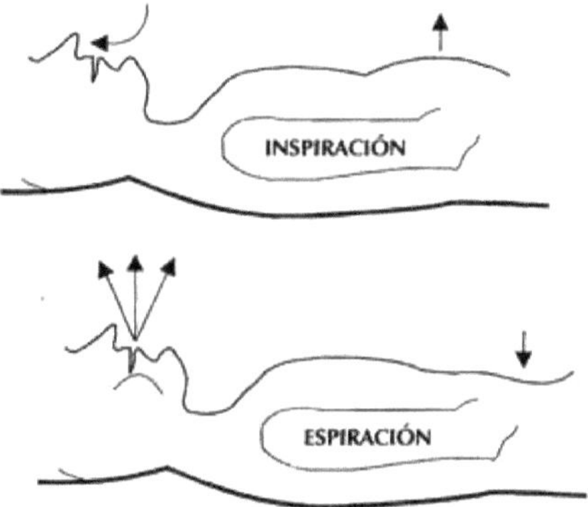

Figura 30. O exercício inicial da técnica de ventilação dirigida consiste numa inspiração profunda e nasal, durante a qual o abdómen se expande para a frente. Na

expiração, que é máxima, prolongada e realizada com os lábios franzidos, o abdómen contrai-se para dentro (23).

4.3.3. Técnica de ventilação abdomino-diafragmática direccionada:

Esta técnica baseia-se na respiração diafragmática para ventilar as bases pulmonares. Consiste em inspirações profundas progressivas, seguidas de uma apneia de 3 a 5 segundos para aumentar a ventilação colateral e, por fim, expirações completas com os lábios cerrados. Ao ativar o diafragma, o centro frénico desce e as vísceras deslocam-se para fora. É efectuada com uma ventilação de baixa frequência e um volume corrente elevado (23).

4.3.4. Técnica de ventilação dirigida às costelas

Esta técnica consiste numa respiração costal que mobiliza as diferentes zonas do tórax, como as costelas superiores, as costelas inferiores, o hemitórax direito ou esquerdo, ou uma mobilização geral de toda a zona torácica. A inspiração pode ser acompanhada de uma elevação dos membros superiores e a expiração de uma descida dos mesmos para facilitar a mobilização global do tórax. A ventilação costal é efectuada com inspirações lentas e profundas, seguidas de uma apneia de 3 a 5 segundos para favorecer a ventilação colateral e, em seguida, uma expiração relaxada. É utilizada para melhorar a ventilação dos pulmões médios e superiores (23).

- Mobilização costal superior ou inferior: O doente é colocado em várias posições e o aumento do volume corrente é efectuado dirigindo a respiração com estimulação manual para as costelas superiores, se se pretender mobilizar a zona costal superior, ou bloqueando a zona costal inferior, se se pretender dificultar a mobilização do hemitórax superior, e vice-versa para a mobilização costal inferior.
- Mobilização do hemitórax esquerdo ou direito: O doente é colocado em decúbito lateral direito para mobilizar o hemitórax esquerdo e em decúbito lateral esquerdo para mobilizar o hemitórax direito.

4.3.5. Expiração com os lábios franzidos

Esta técnica consiste em inalações pelo nariz e exalações lentas com os lábios em posição de assobio. A ventilação com os lábios fechados ajuda a evitar o encerramento prematuro das vias aéreas e permite um melhor esvaziamento dos pulmões. O principal objetivo desta técnica é reduzir o colapso brônquico, o que leva a um aumento do volume corrente e a uma diminuição da frequência respiratória, contribuindo assim para uma melhor troca gasosa. Esta técnica está indicada em várias condições respiratórias, como broncoespasmo, fibrose cística, bronquite, bronquiectasias, entre outras. É especialmente útil em doentes com doença pulmonar obstrutiva crónica (DPOC), sendo a técnica de eleição neste caso. Pode ser acompanhada de posições facilitadoras para melhorar a sua eficácia, como a posição de tridente (inclinar-se para a frente com os cotovelos apoiados nos joelhos), apoiar-se numa mesa e até colocar a cabeça na mesa para descansar. Estas posições podem ajudar a otimizar o processo de expiração com os lábios fechados (23).

4.4. Dispositivos instrumentais.

4.4.1. Cough Assist®:

O Cough Assist® é um gerador mecânico de insuflação-exsuflação que reproduz o mecanismo da tosse. Durante a insuflação (produzida por uma pressão positiva), o volume pulmonar é aumentado, seguido da exuflação (produzida por uma pressão negativa), que tem por objetivo evacuar as secreções brônquicas. Este dispositivo é utilizado em doentes com esclerose lateral amiotrófica, distrofia muscular ou outras condições que envolvam disfunção muscular respiratória nos músculos envolvidos na tosse. É igualmente utilizado em doentes com infeção respiratória e dificuldade em mobilizar as secreções, com um pico de fluxo de tosse inferior a 270 l/min (4).

As contra-indicações para este dispositivo incluem bolhas enfisematosas, pneumotórax, hemoptise, instabilidade das vias aéreas, barotrauma recente e instabilidade hemodinâmica. A pressão deve ser regulada entre +-40 e +-50 cmH20, com um tempo inspiratório de 2-3 segundos e um tempo expiratório de 3-4 segundos. O fluxo de ar através da abertura glótica deve ser encorajado (4).

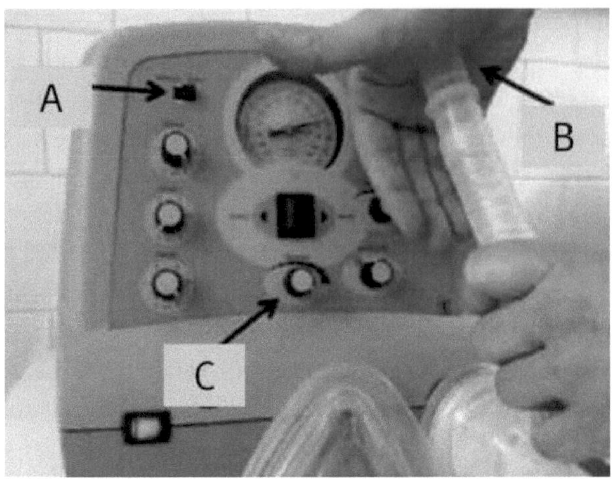

Figura 31. No modo automático (A), bloqueamos a ligação (B) e ajustamos a pressão (C) até atingir a pressão de tratamento ideal (4).

4.4.2. Coletes anti-vibração® (Vest®)

Estes dispositivos externos aplicam vibrações exógenas de oscilação-compressão de alta frequência, comprimindo a caixa torácica e aumentando a pressão transtorácica. Isto gera micro-acelerações do fluxo expiratório que facilitam a eliminação das secreções brônquicas e reduzem a sua viscoelasticidade. As contra-indicações absolutas incluem instabilidade hemodinâmica, hemoptise e lesões recentes ou instáveis, enquanto as contra-indicações relativas incluem pneumotórax, enfisema, fracturas de costelas, entre outras (4).

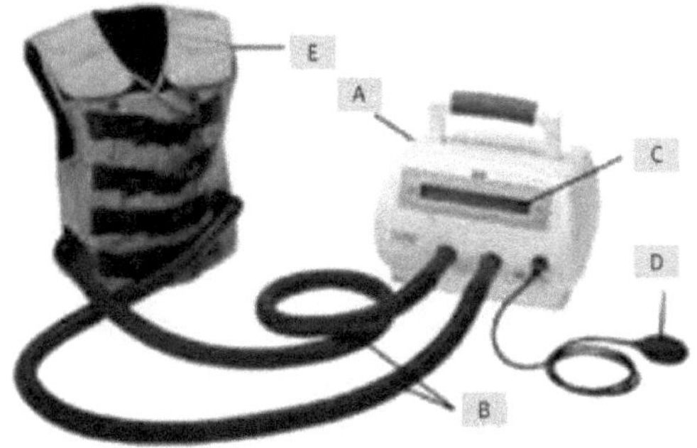

Figura 32: Gerador pulsátil para compressão de alta frequência da parede torácica (Vest®) (4).

4.4.3. Percussionaire®

O Percussionaire® é uma técnica de ventilação percussiva intrapulmonar que permite efetuar percussões de alta frequência, de alto fluxo e de baixa pressão para recrutar alvéolos colapsados ou mobilizar secreções brônquicas nas vias aéreas distais. Pode ser aplicado em casos agudos ou crónicos de várias patologias respiratórias, independentemente da idade e da autonomia do doente. As contra-indicações incluem pneumotórax não drenado, hemoptise e lesões recentes ou instáveis. As doses recomendadas variam consoante o estado do doente e o tipo de patologia respiratória. Em doentes com doença obstrutiva, recomenda-se uma pressão de trabalho de 1-2 bar, enquanto que em doentes com doença restritiva, sugere-se uma pressão de trabalho de 2-4 bar (9).

4.4.4. Dispositivos PEP

Os dispositivos de pressão expiratória positiva (PEP) oferecem resistência ao fluxo de ar durante a expiração, o que aumenta a duração da expiração e promove a abertura da ventilação colateral e o recrutamento de regiões alveolares colapsadas. Existem dispositivos oscilantes e não oscilantes. Os exemplos incluem o Flutter®, o Acapella® e o Therapep®. Os PEP oscilantes proporcionam vibração endógena, o que ajuda a modificar a reologia das secreções e facilita a sua expulsão. No pós-operatório após uma cirurgia pulmonar, a pressão expiratória

121

positiva durante a expiração (PEP) tem como objetivo reexpandir o tecido pulmonar. Os dispositivos de oscilação são indicados em caso de perda de estabilidade da parede brônquica. As contra-indicações incluem pneumotórax não tratado, hemoptise, sinusite, otite e cirurgia facial (4).

- Dispositivos PEP oscilantes (4):
  - Flutter®: O Flutter® é um dispositivo em forma de "tubo" que inclui uma esfera de aço inoxidável num espaço fechado sobre uma válvula expiratória cónica. Quando o utilizador expira através do dispositivo, o fluxo de ar empurra a esfera de aço, que salta dentro da válvula, criando interrupções no fluxo de ar e gerando uma pressão positiva intermitente nas vias respiratórias (5-19 cmH2O). Isto produz oscilações no fluxo de ar entre 6 e 26 Hz.
    - Posição do doente: sentado. A inclinação do dispositivo pode ser ajustada para aumentar ou diminuir a resistência, o que afecta a pressão positiva gerada.
    - Instruções para o doente: Inspire lentamente pelo nariz (ou com a boca aberta à volta do bocal), faça uma pausa inspiratória de 2-3 segundos e, em seguida, expire ativamente pelo dispositivo, mantendo as bochechas rígidas.
    - Recomendação de exercício: combinar 5-10 exalações normais através do aparelho com 1-2 exalações forçadas fora do aparelho (como EFT ou tosse) durante 3-4 repetições. A duração da sessão pode ser de 10 a 20 minutos.
  - Acapella®: Semelhante ao Flutter®, o Acapella® contém uma placa de contrapeso com um íman que cobre uma válvula expiratória. A expiração através do dispositivo desloca a placa de forma intermitente, criando oscilações no fluxo de ar e gerando pressão positiva nas vias aéreas. Ao contrário do Flutter®, o Acapella® tem uma engrenagem para ajustar a resistência expiratória e pode ser utilizado em qualquer ângulo ou posição. O procedimento de exercício é o mesmo que o descrito para o Flutter®.
  - RC-Cornet®: O RC-Cornet® é um dispositivo em forma de "corno" que contém uma mangueira de borracha ligada a uma boquilha rotativa. A expiração através do dispositivo faz com que a boquilha rode, produzindo torções intermitentes na mangueira e gerando

oscilações no fluxo de ar. O tratamento com o RC-Cornet® é semelhante ao do Acapella® e recomenda-se um tempo mínimo de tratamento de 10 a 20 minutos.

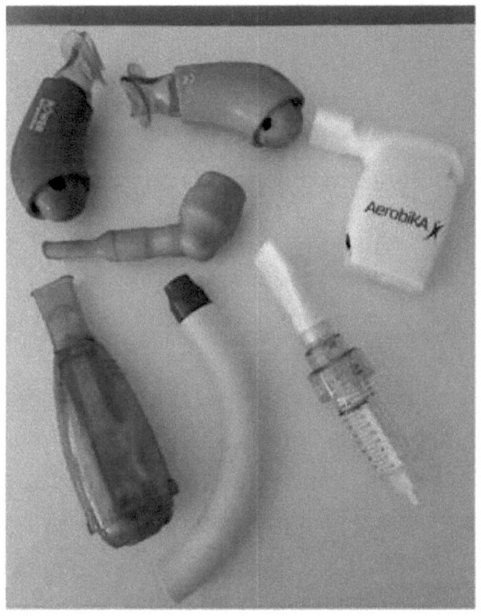

Figura 33. Dispositivos PEP oscilantes (4).

4.4.5. Dispositivos de treino dos músculos respiratórios

Estes dispositivos, como a válvula de abertura de limiar Threshold® e Powerbreathe®, são utilizados para reforçar os músculos respiratórios. O Threshold® permite o fluxo de ar apenas quando é atingida uma determinada pressão, enquanto o Powerbreathe® é um dispositivo de treino específico para os músculos respiratórios (9).

4.5. Outros procedimentos respiratórios.

4.5.1. Terapia com aerossóis

A aerossolterapia é uma forma de tratamento que consiste em administrar partículas líquidas ou sólidas num gás através de um nebulizador ou inalador. Esta abordagem terapêutica permite administrar por via aérea substâncias ou fármacos como broncodilatadores, corticosteróides, antibióticos e mucolíticos, de modo a obter concentrações terapêuticas elevadas nas zonas a tratar e a fluidificar as secreções brônquicas. A ação do princípio ativo é rápida e local, requerendo doses mais baixas do que outras vias de administração, o que resulta em poucos efeitos secundários (9).

Os nebulizadores transformam os líquidos em aerossóis para serem depositados no trato respiratório e exercerem uma ação terapêutica. Existem vários tipos de nebulizadores (23).

- Tipo ultrassónico: Estes nebulizadores utilizam a vibração de um cristal piezoelétrico para fragmentar a solução líquida e produzir um aerossol. São menos comuns e são utilizados principalmente para nebulizar água ou soro fisiológico.
- Tipo jato: os nebulizadores deste tipo geram o aerossol através de um fluxo de gás, que pode ser gerado por um compressor elétrico ou por um compressor de gás, como o oxigénio ou o ar. São adequados para nebulizar uma grande variedade de medicamentos.
- Nebulizadores de malha vibratória: Estes nebulizadores criam aerossóis através da passagem de líquido por orifícios contidos numa malha. São altamente eficazes, conseguindo uma maior deposição pulmonar e uma menor perda de fármaco em comparação com os nebulizadores de jato.

Por outro lado, os inaladores, como os inaladores pressurizados (MDI) e os inaladores de pó seco (DPI), são dispositivos utilizados para gerar aerossóis de partículas sólidas. Os tipos de inaladores utilizados para o tratamento do doente respiratório são (9):

- Inaladores pressurizados ou MDI (Metered Metered Dose Inhalers): Estes inaladores são dispositivos portáteis que contêm um aplicador de plástico com uma tampa. As partículas terapêuticas são libertadas a alta velocidade a partir de um bocal que é aplicado diretamente na boca ou ligado a uma câmara espaçadora, como uma máscara facial. São recomendados para crianças pequenas ou pessoas idosas que têm dificuldade em coordenar a inalação, uma vez que não é necessário sincronizar a inspiração com a ativação do inalador.

- Inaladores de pó seco ou DPIs (Dry Powder Inhalers): Estes inaladores contêm o medicamento sob a forma de pó seco. Cada tipo de inalador tem instruções de utilização específicas. Exigem um fluxo inspiratório mínimo do doente, pelo que, em caso de crise de limitação do fluxo inspiratório, é recomendada a utilização de um inalador MDI.

Dependendo do tamanho e da forma das partículas inaladas, estas podem ser depositadas no sistema respiratório através de três mecanismos principais (9):

- Por impactação: Este mecanismo ocorre quando os aerossóis são depositados numa superfície devido a uma mudança de direção no fluxo de gás. As partículas impactadas são geralmente as maiores, com um tamanho superior a 5-6 µm. Este processo ocorre principalmente nas bifurcações das vias aéreas superiores, devido aos elevados fluxos e turbulência presentes nesta área.
- Por sedimentação: Neste mecanismo, os aerossóis são depositados nas vias respiratórias por gravidade. As partículas depositadas são menores que 6 µm e maiores que 2 µm. Este processo ocorre principalmente nas vias aéreas inferiores e aumenta proporcionalmente com a apneia.
- Por difusão: As partículas de aerossol movem-se irregularmente através das vias respiratórias devido ao movimento browniano. Estas partículas são mais pequenas, variando em tamanho de 3-2 µm a 1-0,5 µm de diâmetro aerodinâmico médio (mda). As partículas mais pequenas do que este tamanho são expelidas para o exterior durante a expiração.

A técnica de inalação é fundamental para garantir a eficácia do tratamento. Eis a sequência correta para facilitar a deposição do medicamento nas vias respiratórias (9):

- Expiração lenta e completa: O doente deve efetuar uma expiração lenta e completa para esvaziar os pulmões do ar residual e criar espaço para a inalação do medicamento.
- Inspiração profunda: Após a expiração, o doente deve inspirar lenta e profundamente. É importante que a inalação seja gradual e contínua.

A meio da inalação, o inalador deve ser acionado para libertar o medicamento.

- Pausa (apneia): Depois de o doente ter inalado o medicamento, deve fazer uma breve pausa (apneia) de 3-5 segundos nos adultos e de 2-3 segundos nas crianças. Esta pausa permite que o medicamento seja distribuído e depositado nas vias respiratórias de forma mais eficaz.
- Expiração lenta: Por fim, o doente deve expirar lentamente, permitindo que o medicamento assente nas vias respiratórias e seja absorvido corretamente.

Relativamente à ordem de administração dos medicamentos e do tratamento fisioterapêutico, recomenda-se que se siga este protocolo (9):

- Tratamento com soro fisiológico hipertónico ou broncodilatador: É administrado em primeiro lugar para abrir as vias respiratórias e facilitar a eliminação das secreções.
- Fisioterapia respiratória: Após o broncodilatador, é efectuada uma fisioterapia respiratória para mobilizar e eliminar as secreções acumuladas nos pulmões.
- Antibiótico: Se necessário, é administrado um antibiótico após a fisioterapia respiratória para tratar a infeção respiratória subjacente.
- Ao seguir esta ordem, a eficácia do tratamento é maximizada e é assegurada uma melhoria óptima da função respiratória do doente.

4.5.2. Oxigenoterapia

A oxigenoterapia é uma modalidade terapêutica que aumenta a quantidade de oxigénio respirado para melhorar a oxigenação dos órgãos vitais, prolongando assim a vida e melhorando a qualidade de vida dos doentes com insuficiência respiratória. A decisão de utilizar a oxigenoterapia baseia-se numa medição precisa dos níveis de oxigénio no sangue através da gasimetria arterial. É importante compreender que a oxigenoterapia não alivia a sensação de falta de ar, mas trata a falta objetiva de oxigénio no organismo. Existem diferentes dispositivos de administração de oxigénio, que devem ser adaptados às necessidades específicas de cada doente e da sua doença. Existem duas grandes categorias de dispositivos: sistemas de baixo fluxo e sistemas de alto fluxo. As doses típicas de oxigénio variam entre 1 e 3 litros por minuto (23).

- Sistemas de baixo fluxo: Estes dispositivos fornecem um fluxo de oxigénio que é inferior à necessidade inspiratória do doente, o que significa que o doente também inala ar ambiente para além do oxigénio suplementar. Exemplos de sistemas de baixo fluxo incluem cânulas nasais e máscaras nasais.
- Sistemas de alto fluxo: Estes dispositivos fornecem um fluxo de oxigénio igual ou superior à necessidade inspiratória do doente, assegurando que o doente inala uma concentração constante de oxigénio, independentemente do seu padrão respiratório. Exemplos de sistemas de alto fluxo incluem máscaras faciais e cânulas nasais de alto fluxo.

A escolha do dispositivo adequado depende de vários factores, como a gravidade da insuficiência respiratória, as necessidades específicas de oxigenação do doente e o conforto do doente (23).

- Os sistemas de baixo fluxo na oxigenoterapia implicam que o doente inale ar ambiente misturado com o oxigénio fornecido. A concentração final de oxigénio inspirado (FiO2) não pode ser determinada com precisão e varia de acordo com vários factores, incluindo o dispositivo utilizado, a taxa de fluxo de oxigénio prescrita e as características respiratórias do doente (23).

  - Óculos nasais (NG): São tubos de plástico flexíveis com duas saliências que são inseridos nas narinas do doente. São confortáveis e permitem ao doente falar, comer, etc. Isto torna-os populares para a oxigenoterapia domiciliária. No entanto, com caudais elevados, podem causar irritação ou hemorragias nasais se não for utilizada humidificação. A FiO2 obtida pode variar entre 26-40%, mas não é possível garantir uma concentração específica de oxigénio.
  - Máscara simples: Uma máscara de plástico flexível que se ajusta ao rosto do doente, com uma ligação para fornecimento de oxigénio. O espaço entre a máscara e o rosto do doente funciona

como um alargamento do reservatório natural, permitindo obter concentrações de oxigénio no sangue mais elevadas do que com os óculos nasais, na gama de aproximadamente 0,4-0,6. No entanto, tal como acontece com os óculos nasais, a FiO2 final depende do padrão respiratório do doente e não é possível garantir uma concentração específica. É importante evitar fluxos de oxigénio demasiado baixos para evitar a reinalação de dióxido de carbono e para prevenir úlceras de pressão no septo nasal e nas orelhas. Além disso, fluxos demasiado elevados podem causar irritação e secura dos olhos devido à fuga de oxigénio dos lados e da parte superior da máscara.

- Máscara com reservatório: Esta máscara é semelhante à máscara simples, mas tem um reservatório de plástico anexado que aumenta o volume de ar disponível para o doente. O saco do reservatório pode conter entre 600-1000 ml de ar. Este saco permite aumentar o reservatório natural e manter uma concentração de oxigénio mais estável na máscara. Tem duas válvulas unidireccionais nos lados da máscara para permitir a saída do ar expirado e evitar a reinalação de dióxido de carbono e a inalação de ar ambiente. Além disso, existe uma terceira válvula unidirecional entre a máscara e o saco reservatório que permite a entrada de oxigénio na máscara, mas impede a entrada de ar expirado no saco. Este dispositivo é capaz de fornecer concentrações de oxigénio muito próximas de 100%, desde que sejam cumpridos determinados requisitos, como a adaptação correcta ao rosto do doente, a manutenção do saco reservatório sempre cheio e o posicionamento correto das três válvulas unidireccionais. Este tipo de máscara é indicado para pacientes que necessitam de um controlo mais apertado da FiO2, como em casos de intoxicação por monóxido de carbono, insuficiência cardíaca, edema pulmonar agudo, entre outros. Além disso, permite o tratamento da hipoxémia e dos sintomas até à melhoria da causa subjacente, evitando a necessidade de intubação.

- Sistemas de alto fluxo: Os sistemas de alto fluxo são dispositivos que têm a capacidade de fornecer oxigénio a concentrações mais elevadas do que o ar ambiente, assegurando uma fração inspirada específica de oxigénio (FiO2), independentemente do padrão respiratório do doente (23):

  - Máscara Venturi (Máscara de aprisionamento de ar ou Ventimask): Este sistema utiliza o efeito Bernoulli para fornecer oxigénio em concentrações específicas, independentemente do padrão de respiração do doente. O oxigénio entra no dispositivo através de um pequeno orifício, fazendo com que o ar ambiente seja aspirado através dos orifícios laterais. Esta mistura de oxigénio e ar ambiente aumenta o fluxo de ar disponível na máscara. A FiO2 obtida dependerá do fluxo de oxigénio e da abertura das janelas laterais da máscara. Este dispositivo permite obter valores de FiO2 entre 24% e 50%. É importante assegurar a humidificação quando se utilizam fluxos de oxigénio superiores a 4 litros por minuto. Além disso, é fundamental relacionar a FiO2 fornecida com o fluxo de oxigénio em litros por minuto, de acordo com as especificações de cada fabricante.

  - Os óculos nasais de alto fluxo são dispositivos concebidos para fornecer oxigénio a um caudal elevado através das narinas do doente. Estes óculos têm cânulas nasais de maior diâmetro do que os óculos nasais convencionais, o que permite obter fluxos de até 60 litros por minuto (l/min). A principal vantagem das pinças nasais de alto fluxo reside na sua capacidade de fornecer uma FiO2 elevada e assegurar um fluxo suficiente que pode igualar ou exceder o fluxo inspiratório do doente. Além disso, estes sistemas estão frequentemente equipados com um circuito de humidificação e aquecimento que ajuda a melhorar a tolerância do doente e a prevenir os efeitos secundários associados a fluxos de ar elevados, como a secura nasal ou a irritação das mucosas. É importante salientar que o efeito benéfico destes dispositivos não se limita apenas ao aumento da FiO2, mas o elevado fluxo de ar constante também pode ter efeitos positivos no doente, como a diminuição do espaço morto através da criação de um reservatório de oxigénio nas vias respiratórias do doente e o efeito da pressão positiva contínua nas vias respiratórias durante a expiração, que pode melhorar a ventilação alveolar e a oxigenação dos tecidos.

- O fornecimento de oxigénio é realizado através de uma variedade de dispositivos ou fontes geradoras de oxigénio. Estes dispositivos incluem (23):

  - Concentrador de oxigénio: Este dispositivo extrai o oxigénio do ar ambiente e separa-o do azoto, o que aumenta a concentração de oxigénio disponível para o doente. O ar que respiramos normalmente contém aproximadamente 21% de oxigénio e o concentrador aumenta esta proporção. É especialmente útil para a oxigenoterapia domiciliária.

  - Garrafa de oxigénio: Trata-se de um dispositivo cilíndrico geralmente feito de aço. É composto por três partes principais: um manómetro, uma torneira e um seletor de caudal. As garrafas de oxigénio contêm oxigénio comprimido sob alta pressão, que é libertado através do fluxo regulado pelo fluxómetro. Este tipo de dispositivo é habitualmente utilizado em hospitais e ambientes médicos.

  - Depósito de oxigénio líquido: Este dispositivo armazena o oxigénio na forma líquida a uma temperatura muito baixa, permitindo que o oxigénio permaneça no estado líquido. Quando necessário, o oxigénio líquido é transformado em gás e administrado ao doente à temperatura ambiente. A partir destas garrafas de oxigénio líquido, podem ser enchidas mochilas portáteis, permitindo uma administração móvel e flexível de oxigénio.

    Cada um destes dispositivos tem as suas próprias vantagens e é utilizado em função das necessidades específicas do doente, da localização e das condições clínicas.

5. PROGRAMA DE FORMAÇÃO EM REABILITAÇÃO RESPIRATÓRIA

A reabilitação respiratória (RR), tal como definida pela American Thoracic Society e pela European Respiratory Society, é uma intervenção abrangente baseada numa avaliação exaustiva do doente, seguida de terapias personalizadas que incluem, entre outras coisas, treino muscular, educação e alterações do estilo de vida. O seu objetivo é melhorar a condição física e emocional das pessoas com doenças respiratórias crónicas e promover a adesão a comportamentos saudáveis a longo prazo. A RR provou ser um dos tratamentos não farmacológicos mais eficazes para os doentes com doenças respiratórias crónicas, como a DPOC. No entanto, há cada vez mais provas da sua eficácia noutras doenças respiratórias e não respiratórias, como a asma, a fibrose quística, a bronquiectasia, as doenças pulmonares intersticiais, a hipertensão pulmonar, as doenças neuromusculares e as deformidades da caixa torácica. Além disso, demonstrou reduzir as complicações em cirurgias de ressecção pulmonar e no período pré e pós-transplante (28).

É importante ter em conta que os programas de reabilitação respiratória não melhoram os testes de função pulmonar. Isto implica o estabelecimento de objectivos realistas, de modo a não criar expectativas irrealistas tanto nos doentes como nos profissionais de saúde.

- Os principais objectivos do RR são (28):
  - Melhorar a tolerância ao exercício
  - Reduzir a dispneia
  - Aumentar a participação física e social
  - Melhorar a autonomia nas actividades diárias
  - Reduzir a utilização dos recursos de saúde
  - Promover mudanças no estilo de vida e melhorar a qualidade de vida.

- A sequência de um programa de reabilitação respiratória segue geralmente as seguintes etapas (28):
  - Seleção dos doentes: Dependerá das características do programa e da situação clínica do doente.
  - Avaliação inicial: Cada potencial candidato deve ser avaliado clínica, radiológica e funcionalmente pelo seu médico assistente para confirmar o diagnóstico e determinar o tratamento farmacológico adequado.
  - Determinar objectivos e metas realistas: Uma vez selecionado o doente e avaliado o seu estado de saúde, devem ser definidos objectivos e metas realistas para o programa de reabilitação.
  - Definir os componentes do programa: Com base nos objectivos estabelecidos e nas necessidades individuais do doente, será concebido um programa que pode incluir treino muscular, educação sobre a doença, alterações do estilo de vida, entre outros componentes.
  - Avaliação dos resultados: Durante e no final do programa, os resultados serão avaliados para determinar a eficácia do tratamento e efetuar ajustamentos, se necessário.

A seleção dos doentes dependerá dos critérios do programa de reabilitação e da situação clínica específica de cada indivíduo. A avaliação inicial incluirá testes como a avaliação da técnica inalatória, a tolerância ao exercício através de testes laboratoriais e de campo, a função muscular respiratória, a avaliação da dispneia e a qualidade de vida relacionada com a saúde (28).

- Os componentes dos programas de reabilitação respiratória incluem (28):
  - Exercício aeróbico dos membros inferiores: É a componente fundamental e é realizado com recurso a cicloergómetros, passadeiras ou outras modalidades como a marcha ou a natação. Recomenda-se duas a cinco vezes por semana durante 30 a 45 minutos por sessão, com cargas de trabalho elevadas e uma duração mínima de 8 semanas.

- Exercício aeróbico para os membros superiores: Melhora a força e a resistência dos braços e é realizado utilizando ergómetros de braço, bandas elásticas ou pequenos pesos.
- Treino de força: Aumenta a força e a massa muscular periférica. Recomenda-se exercício de alta intensidade e baixa repetição, uma a três séries de 8 a 12 repetições, duas a três vezes por semana.
- Treino dos músculos respiratórios: Melhora a força e a resistência dos músculos respiratórios, especialmente em doentes com DPOC. Recomendado uma a duas vezes por dia, durante cinco dias por semana, utilizando dispositivos de pressão de limiar.
- Educação: centra-se na sensibilização para a doença, nos cuidados pessoais, na prevenção e no tratamento das exacerbações, bem como em técnicas de poupança de energia.
- Apoio psicossocial: Avalia e trata a ansiedade e a depressão concomitantes com a doença respiratória crónica, utilizando questionários específicos e encaminhando para especialistas, conforme necessário. A reabilitação respiratória tem demonstrado ser eficaz na redução destes sintomas, embora sejam necessários mais estudos para confirmar este facto.

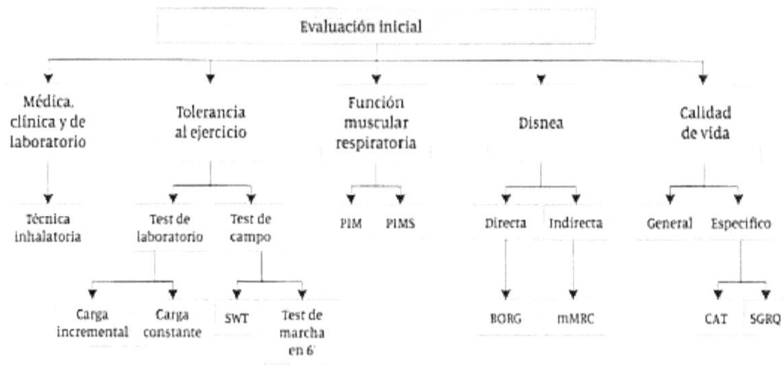

Figura 34. Algoritmo para a avaliação inicial do doente para entrada no programa de reabilitação respiratória (28).

5.1. Exercícios de ventilação e de dilatação das costelas.

O objetivo destes exercícios é melhorar a elasticidade e a capacidade dos pulmões, bem como evitar a acumulação de tampões de muco, comum na fibrose quística. É aconselhável efetuar estes exercícios antes das técnicas de higiene brônquica acima mencionadas. É fundamental que o ar chegue a todas as zonas do pulmão para facilitar a eliminação do muco através das técnicas de drenagem acima mencionadas (31).

- Os exercícios de ventilação direccionada podem ser realizados numa variedade de posições para ter impacto em diferentes áreas pulmonares (deitado de costas, de lado, sentado e de pé). Centram-se em três tipos de respiração (31):
  - Abdomino-diafragmático: Colocar uma mão no abdómen e outra no peito. Inspire profundamente pelo nariz, dirigindo o ar para a mão sobre o abdómen sem mover o peito. Em seguida, expire suave e lentamente para esvaziar o abdómen.
  - Caixa torácica inferior: Coloque as mãos sobre as costelas de ambos os lados do peito. Inspire profundamente pelo nariz, sentindo a abertura das costelas inferiores. Depois expire suave e lentamente para fechar as costelas.
  - Torácica superior: Coloque uma mão sobre o peito. Inspire profundamente pelo nariz, dirigindo o ar para essa zona do peito. De seguida, expire suave e lentamente para esvaziar o peito.

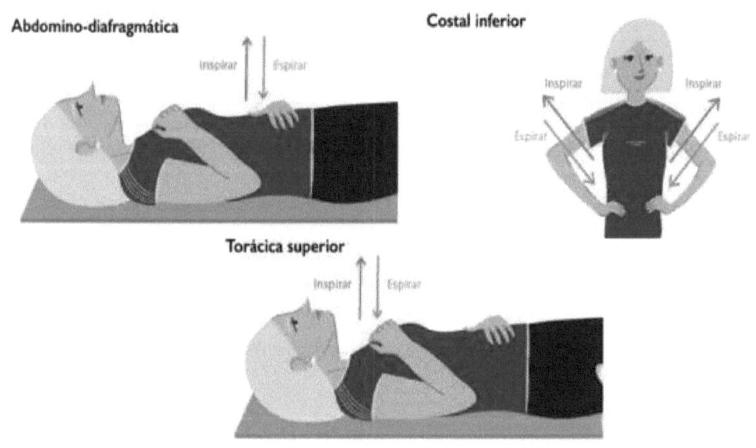

Figura 35. Representação dós exercícios de ventilação direccionada (31).

- Expansão das costelas: Os exercícios de expansão do tórax podem ser combinados com movimentos dos braços e realizados em diferentes posições para conseguir uma expansão mais completa em áreas específicas dos pulmões. Vários exemplos são descritos abaixo (31):

  - Exercício I: Sentado com as costas apoiadas, inspirar pelo nariz, abrindo os braços em cruz e expirar fechando os braços e abraçando o peito. Também pode ser feito levantando os braços para a frente ou para os lados.

  - Exercício de débito inspiratório controlado (CIDE): Deitado de lado com a perna e o braço esticados. O exercício consiste em expandir a parte superior do pulmão, inspirando profundamente pelo nariz e levantando o braço para expandir as costelas. O ar é mantido durante 3 a 5 segundos e depois expirado lentamente à medida que o braço é baixado. Pode aumentar a abertura das costelas colocando-se sobre uma almofada.

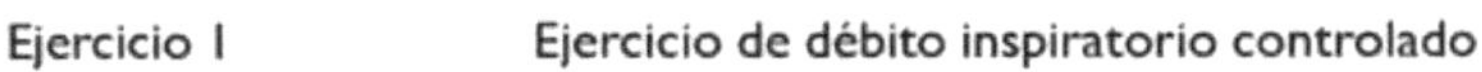

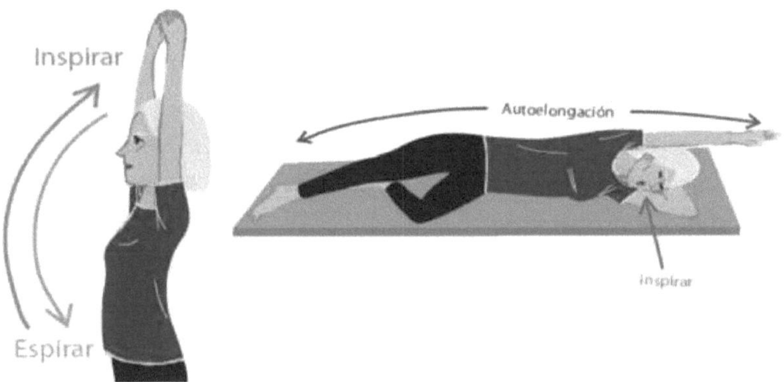

Figura 36. Representação de exercícios de expansão de costelas (31).

5.2. Recomendações para o exercício físico em casa.

O exercício físico em casa é essencial no tratamento de doenças respiratórias, uma vez que não só mantém a condição física num estado ótimo, como também melhora significativamente o prognóstico da doença. Entre os benefícios mais relevantes a nível pulmonar estão o abrandamento do declínio da função pulmonar, a melhoria da ventilação e da depuração do muco brônquico, bem como a redução da retenção de ar nos pulmões e o aumento da capacidade pulmonar. Do ponto de vista músculo-esquelético, o exercício aumenta a força e a resistência muscular, promovendo a tolerância ao exercício, e melhora a massa óssea, prevenindo o aparecimento de osteopenia e osteoporose. Finalmente, do ponto de vista psicológico, o exercício proporciona uma sensação de bem-estar, melhora as ligações neuronais, a aprendizagem, a memória e a plasticidade cerebral, o que ajuda a reduzir os estados de depressão. Em suma, o exercício físico em casa conduz a uma grande melhoria da qualidade de vida (31).

Dose semanal recomendada: As crianças e os adolescentes devem praticar pelo menos 60 minutos de atividade física de intensidade moderada em todos ou na maioria dos dias da semana, ou atividade física de intensidade vigorosa 3 dias por semana. Os adultos devem praticar pelo menos 150 minutos de atividade física de intensidade moderada por semana, ou 75 minutos de atividade física de intensidade vigorosa, ou uma combinação de ambas (31).

- Tipo de exercício físico recomendado (31):
  - Exercício aeróbico: Inclui actividades que envolvem o sistema cardiovascular, como caminhar, correr, nadar ou andar de bicicleta.
  - Exercícios de força e resistência muscular: Estes exercícios centram-se no fortalecimento dos músculos através da utilização de pesos, bandas elásticas ou exercícios de resistência corporal, como flexões ou agachamentos.
  - Exercícios de flexibilidade: ajudam a melhorar a elasticidade e a amplitude de movimento das articulações, como os alongamentos estáticos ou dinâmicos.
  - A combinação destes três tipos de exercício demonstrou ser eficaz para melhorar a função respiratória, aumentar a massa muscular e melhorar a qualidade de vida em pessoas com patologia respiratória.

- Recomendações gerais (31):
    - Durante uma exacerbação da doença, recomenda-se a redução da duração da sessão de exercício e o aumento da frequência semanal.
    - É importante lembrar que o exercício físico pode causar tosse, mas isso não deve ser motivo para parar, a menos que seja excessivamente desconfortável ou doloroso.
    - A carga de treino deve ser personalizada de acordo com as características individuais de cada pessoa, incluindo o número de repetições, o peso utilizado, a velocidade de execução e a duração do exercício. Recomenda-se que siga as instruções do fisioterapeuta.
    - Nos doentes com obstrução grave das vias aéreas, recomenda-se a realização de uma prova de esforço cardiopulmonar antes de iniciar um programa de exercício físico.

- Precauções especiais (31):
    - É importante monitorizar a saturação de oxigénio utilizando um oxímetro de pulso durante e após o exercício. Se a saturação descer abaixo dos 90%, recomenda-se a interrupção do exercício e o repouso até voltar ao normal.
    - É também crucial monitorizar a intensidade do treino. Se sentir falta de ar, cansaço excessivo ou incapacidade de manter uma conversa durante o exercício, recomenda-se que pare o exercício e descanse ou reduza a intensidade.

- Orientações para o exercício em casa (31):
    - Aquecimento: Cerca de 10 minutos são dedicados a exercícios que envolvem todas as articulações para ativar o sistema cardiovascular e preparar os músculos e as articulações para o esforço.

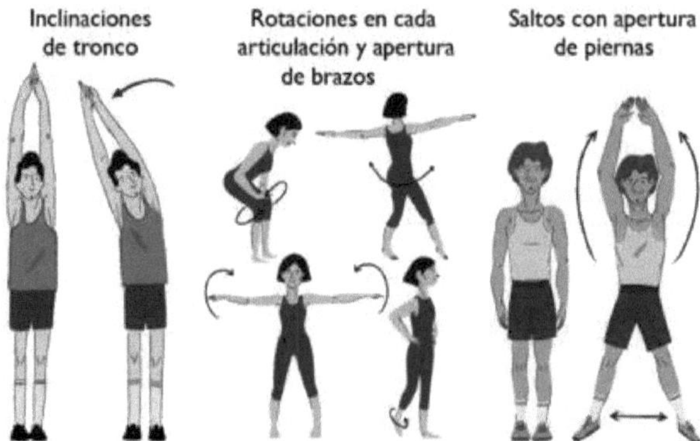

Figura 37. Exercícios de aquecimento recomendados (31).

- Exercício aeróbico: Combinar o exercício aeróbico com o treino de força. É importante calcular e controlar a intensidade do exercício. A intensidade é controlada de duas formas:
  - Frequência cardíaca: Calcular a frequência cardíaca máxima teórica e não exceder 80% desta frequência se o envolvimento pulmonar for ligeiro ou moderado, ou 70% se for grave.
  - Escala de esforço percebido: manter o esforço percebido entre 3 e 8 numa escala de 10, em função do nível de treino.

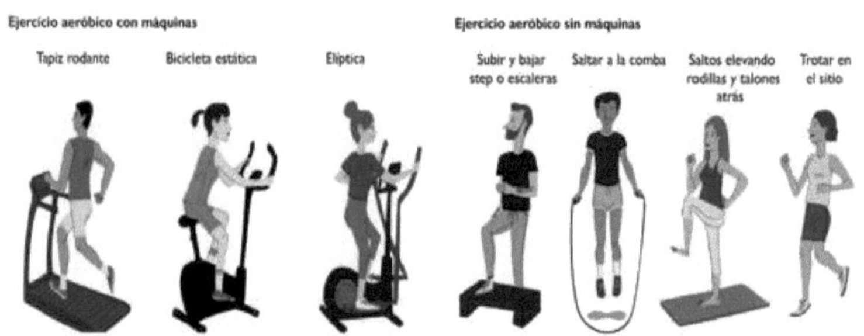

Figura 38. Recomendação de exercício aeróbico (31).

- Exercícios de força e resistência muscular: Fortaleça todos os grupos musculares com exercícios utilizando halteres, garrafas de água, bandas elásticas, entre outros. Realize 2-3 séries de 10-12 repetições para cada exercício.

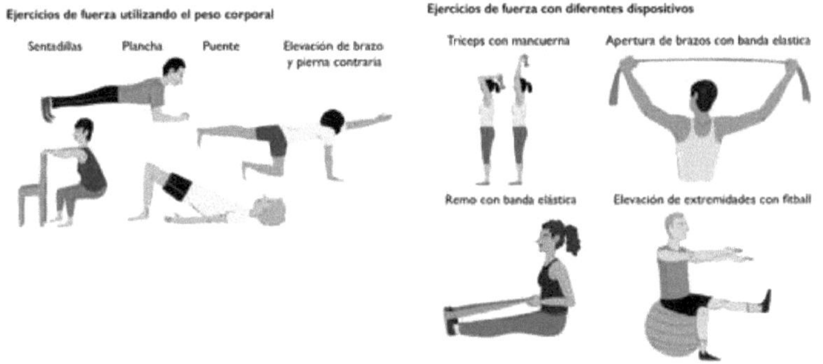

Figura 39. Exercícios de fortalecimento muscular recomendados (31).

- Alongamento: Alongar cada grupo muscular durante cerca de 30 segundos para melhorar a flexibilidade e evitar lesões.

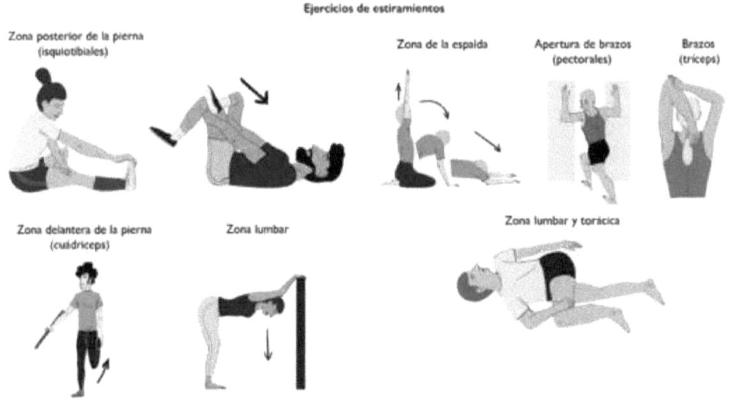

Figura 40. Exercícios de alongamento recomendados (31).

- Pilates e yoga terapêutico: Estas disciplinas podem beneficiar as pessoas com fibrose quística, melhorando a capacidade pulmonar, a oxigenação e fortalecendo os músculos respiratórios e abdominais. É importante aprender estas técnicas com um instrutor especializado.

- Lembre-se de adaptar o exercício ao seu nível de aptidão física e de seguir as recomendações do seu fisioterapeuta ou médico.
- Propõe-se em seguida um modelo de recomendação para as pessoas com Fibrose Quística com base no envolvimento pulmonar (31).

Envolvimento dos pulmões	Ligeira ou moderada (FEV1≥40%)	Grave (FEVE <40%)
Actividades recomendadas	• Ciclismo • Andar • Caminhadas • Exercício aeróbico • Carreira • Remo • Ténis • Natação • Treino de força • Escalada • Patinagem • Trampolim	• Bicicleta estacionária • Andar • Exercícios de reforço • Ginástica • Actividades quotidianas
Tipo de formação	Intervalo e contínuo	Intervalo
Frequência	3-5 vezes por semana	5 vezes por semana
Duração	30-45 minutos	20-30 minutos
Intensidade	60-80% Fc max	50-70% Fc max.

Tabela 11: Recomendação de um programa de atividade física para pessoas com fibrose quística (31).

5.3. Exercícios para o pavimento pélvico.

A incontinência urinária de esforço é comum e ocorre quando os músculos do pavimento pélvico estão enfraquecidos. Durante actividades como a tosse, a pressão intra-abdominal aumenta, o que comprime a bexiga e pode levar a perdas de urina. Para combater este problema, podem ser realizados exercícios de contração do pavimento pélvico, também conhecidos como exercícios de Kegel (31).

- Para efetuar o exercício Kegel lento numa posição deitada, siga estes passos (31):
  - Deite-se de costas, com as plantas dos pés apoiadas no chão e os joelhos dobrados.
  - Elevar a bacia para cima, formando uma ponte com o corpo.
  - Inspire profundamente e, ao expirar, contraia os músculos do pavimento pélvico.
  - Imagine que está a fechar e a elevar os orifícios (uretra, vagina e ânus) para a pélvis, como se fossem um elevador, durante 4-5 segundos.
  - Após a contração, relaxe os músculos e deite-se completamente, descansando durante pelo menos 10 segundos para permitir que os músculos recuperem.
  - Repetir este exercício lentamente 15 vezes.
  - Com o tempo, pode aumentar gradualmente o tempo de contração para obter melhores resultados.

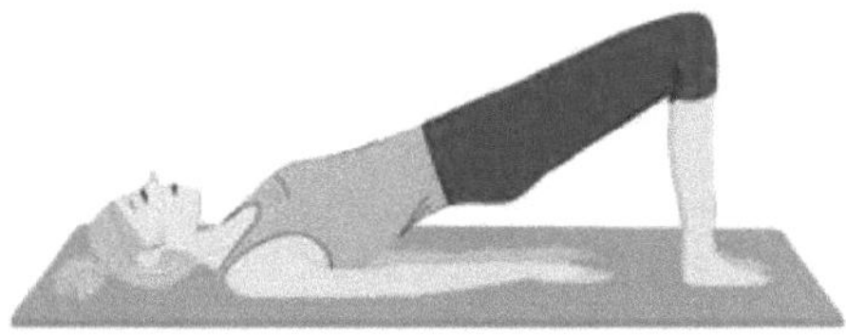

Figura 41. Representação do exercício de Kegel lento numa posição deitada.

- Exercício rápido de Kegel para integrar a contração perineal na vida diária (31):
  - Contraia rapidamente os músculos pélvicos enquanto contrai os abdominais, como se estivesse a esconder o umbigo.
  - Ao mesmo tempo, alongue o tronco como se estivesse a ser levantado por um fio a partir da cabeça.
  - Mantenha a contração durante 1 segundo e depois relaxe durante 5 segundos.
  - Repetir este ciclo 10 vezes.

- É aconselhável efetuar este exercício várias vezes ao longo do dia, especialmente durante os períodos de esforço, como levantar pesos ou exercícios respiratórios extenuantes.
- Como complemento a estes exercícios, a ginástica abdominal hipopressiva, sob a supervisão de um fisioterapeuta especializado, pode ter efeitos benéficos no pavimento pélvico.

- Técnica Knack durante a tosse ou esforço: A "técnica Knack" consiste em contrair voluntariamente o pavimento pélvico antes de tossir ou fazer esforço para reduzir a pressão e proteger o pavimento pélvico, o que pode ajudar a prevenir ou reduzir as perdas de urina. É importante evitar dobrar demasiado o tronco ao tossir, para não aumentar a pressão sobre o pavimento pélvico. Com o tempo, esta técnica tornar-se-á automática e o pavimento pélvico contrair-se-á automaticamente em resposta ao esforço (31).

6. <u>FISIOTERAPIA RESPIRATÓRIA NO DOENTE CRÍTICO</u>

5.4.   Fisioterapia em pacientes com ventilação mecânica.

A ventilação mecânica (VM) é um método que utiliza meios mecânicos externos para controlar e auxiliar a ventilação em doentes com insuficiência respiratória aguda ou descompensação de patologias pulmonares crónicas. Este processo divide-se em várias fases (38):

- Trigger: Esta fase marca a transição da expiração para uma nova inspiração. É o momento em que se inicia o ciclo ventilatório.
- Tempo inspiratório: É o período durante o qual ocorre a inspiração. A duração desta fase depende dos parâmetros de controlo atribuídos, como a pressão ou o volume, e é limitada por um valor máximo predefinido.
- Ciclagem: O processo de transição da fase inspiratória para a fase expiratória em cada ciclo ventilatório. Pode ocorrer de três formas:
    - Com base no volume: Quando o volume programado é atingido.
    - Baseado no tempo: Quando é atingido o tempo de inspiração predefinido pelo operador.
    - Baseado no fluxo: É definido um ponto de corte de fluxo, normalmente a 25% do pico de fluxo. Quando o fluxo atinge este valor, o ventilador considera que o doente está a terminar a fase inspiratória e começa a fase expiratória.
- Expiração: É a fase entre um ciclo inspiratório e outro, em que ocorre a expiração do ar inspirado. Esta fase é geralmente passiva, e a duração da expiração dependerá de vários factores, como a frequência respiratória e o tempo inspiratório, bem como o modo ventilatório utilizado.

Existem vários modos de ventilação mecânica que podem ser classificados como completos (o doente não participa ou permanece passivo) e parciais (o doente coopera durante a respiração) (38):

- Ventilação Mecânica Controlada (VMC): Neste modo, todas as características do ciclo respiratório são completamente determinadas pelo ventilador e o doente não pode intervir. Trata-se de um modo de ventilação completamente passivo.

- Ventilação mecânica controlada assistida: Neste modo, a ventilação é controlada pelo ventilador, mas o doente pode iniciar e receber respirações adicionais se o seu esforço inspiratório atingir um nível pré-determinado.
- Ventilação Mandatória Intermitente Sincronizada (SIMV): Este sistema permite ao doente intercalar respirações espontâneas entre ciclos ventilatórios controlados pelo ventilador.
- Ventilação Espontânea: Neste modo, o doente respira por si próprio. Pode ser subdividido em:
- Pressão de suporte (PSV): Cada esforço inspiratório do doente é assistido pelo ventilador até um limite de pressão inspiratória programado (38):
  - Pressão Positiva Contínua nas Vias Aéreas (CPAP): O ventilador mantém um nível predeterminado de pressão positiva nas vias aéreas ao longo do ciclo respiratório para manter as vias aéreas abertas.
  - Pressão positiva bifásica nas vias aéreas (BIPAP): São aplicados dois níveis de pressão, um expiratório e outro inspiratório, para reduzir o trabalho respiratório e promover a ventilação alveolar.
  - Ventilação Espontânea Pura: O paciente ventila espontaneamente através do circuito do ventilador sem receber pressão positiva nas vias aéreas. Este método é utilizado para avaliar se o doente pode ser desmamado da ventilação mecânica.

As consequências da ventilação mecânica podem incluir (38):

- Inversão do ciclo ventilatório: Na ventilação mecânica, o ar entra nas vias respiratórias produzindo uma pressão positiva em vez de uma pressão intratorácica negativa como na respiração fisiológica. A expiração permanece passiva, mas pode haver uma distribuição desigual da ventilação entre os pulmões.
- Perda da função de filtro das vias respiratórias superiores: Quando se ventila através de um tubo endotraqueal ou de uma traqueostomia, as defesas naturais das vias respiratórias superiores são cortadas do fluxo de ar.

- Transporte mucociliar prejudicado: A ventilação mecânica pode interferir com o movimento normal do muco ao longo das vias respiratórias.
- Aumento do risco de infecções: Devido à perda da função de filtragem e à diminuição do transporte mucociliar, os doentes em ventilação mecânica correm um risco acrescido de infecções respiratórias.
- Atrofia dos músculos respiratórios: A inatividade dos músculos respiratórios durante a ventilação mecânica prolongada pode levar à atrofia dos músculos respiratórios.
- Complicações da entubação: incluem úlceras, estenoses ou fístulas das vias respiratórias, problemas nas cordas vocais e traumatismos.
- Complicações pulmonares: como o pneumotórax e o enfisema intersticial.
- Fraqueza muscular associada à UCI (FMI): diminuição generalizada da força e atrofia muscular, que pode afetar a musculatura periférica e respiratória.
- Efeitos hemodinâmicos: Incluem a diminuição do débito cardíaco, a diminuição do retorno venoso e a diminuição do enchimento do ventrículo esquerdo.

É essencial minimizar o tempo em que o doente está dependente de sistemas de ventilação mecânica devido a estas potenciais complicações.

A ventilação mecânica pode ser invasiva ou não-invasiva (38):

- Ventilação mecânica invasiva (IMV):
  - É efectuada através de uma via endotraqueal por intubação (oral ou nasal) ou traqueostomia.
  - Os objectivos incluem proporcionar uma ventilação eficaz sem fuga, evitar a inalação de secreções nasofaríngeas ou de fluido gástrico e prevenir a obstrução das vias respiratórias.
  - Uma desvantagem é a necessidade de encontrar substitutos para as funções naturais, como a filtragem do ar, a humidificação e o aquecimento.
- Ventilação mecânica não invasiva (VNI):

- Refere-se a qualquer modalidade de suporte ventilatório que não exija a inserção de uma linha endotraqueal.
- Tem vantagens sobre a VMI, como evitar complicações associadas à entubação (infecções, traumatismos, problemas nas cordas vocais) e não requerer sedação, uma vez que o doente pode participar ativamente.
- No entanto, a VNI também tem efeitos cardiovasculares devido ao aumento da pressão intratorácica, bem como ao risco de sobredistensão alveolar.
- É habitualmente utilizado em exacerbações de doenças pulmonares crónicas como a DPOC, mas tem também outras aplicações com benefícios óbvios.
- A escolha da interface (nasal, facial ou capacete) é crucial para o sucesso da técnica e deve ser adaptada às necessidades e ao conforto do doente.

A fraqueza muscular adquirida na UCI é um fator crucial a que os fisioterapeutas devem estar atentos, uma vez que pode afetar entre 25% e 100% dos doentes em ventilação mecânica, mesmo durante curtos períodos de tempo na máquina. Existem vários métodos disponíveis para diagnosticar e avaliar esta condição, incluindo a biópsia muscular, o eletromiograma, a avaliação da força muscular esquelética utilizando a escala do Medical Research Council (MRCss) e a força muscular inspiratória utilizando a pressão inspiratória máxima (Pmax) (39).

A ferramenta mais simples e mais amplamente aceite para diagnosticar esta fraqueza é a escala Medical Research Council Score (MRCss). Esta escala avalia a força de diferentes grupos musculares utilizando movimentos específicos, conforme descrito no protocolo de Hamilton (1992) e Hermans (2016). É crucial efetuar uma avaliação abrangente da força muscular utilizando a escala MRC para determinar a presença de fraqueza adquirida na UCI. Começa por avaliar a força muscular para obter uma pontuação MRC de 3 e, em seguida, continua com o teste para obter uma pontuação MRC de 4 ou MRC de 2, consoante o resultado obtido. Esta escala tem uma pontuação total de 60, e uma pontuação total de MRC inferior a 48 indica fraqueza adquirida na UCI.

Para além da avaliação da força muscular, em doentes críticos é fundamental avaliar uma série de parâmetros clínicos e ventilatórios, como gases sanguíneos, saturação de oxigénio, sinais e sintomas, auscultação pulmonar, radiografias, função cardíaca, simetria na temperatura corporal e perímetros, entre outros (39).

PONTUAÇÃO DO CONSELHO DE INVESTIGAÇÃO MÉDICA (MRCss)		
VALOR	**INTERPRETAÇÃO**	**MOVIMENTO A SER EXPLORADO EM CADA MEMBRO**
0	Ausência de movimento	• Braço
1	Contração visível sem movimento	• Flexão do antebraço
	Movimento sem gravidade	• Extensão do pulso
	Movimento completo contra a gravidade	• Flexão da anca
	Movimento total contra a resistência	• Extensão do joelho
5	Força normal	• Flexão dorsal do pé.

Tabela 12. Escala para a presença de fraqueza adquirida na UCI. Pontuação do Conselho de Investigação Médica (MRCss) (39).

5.5. O papel do fisioterapeuta em doentes críticos.

As técnicas de fisioterapia desempenham um papel crucial no tratamento dos pacientes ventilados mecanicamente, com o objetivo de manter uma higiene brônquica adequada, melhorar a função respiratória e facilitar o processo de desmame da ventilação. Segue-se um resumo das principais técnicas utilizadas (40):

- Hidratação: É indispensável para fluidificar as secreções brônquicas e facilitar a sua mobilização. Para o efeito, podem ser utilizados humidificadores ou aerossóis.
- Técnicas de drenagem: Estas incluem a terapia de fluxo expiratório autógeno (AFE), a drenagem postural, a aprendizagem da tosse, as expectorações, as percussões torácicas, as vibrações (como a insuflação-exsuflação mecânica e as oscilações de alta frequência) e a aspiração de secreções.

- Hiperinsuflações: As respirações profundas são efectuadas com um dispositivo de incentivo ou manualmente com um ambu ou ventilador.
- Alterações posturais: São efectuadas de 30 em 30 minutos para estimular a ventilação em diferentes áreas pulmonares.
- Mobilização precoce: ativa o sistema cardiovascular e pode facilitar a recuperação.
- Exercícios diafragmáticos: ajudam a melhorar a ventilação pulmonar e a função respiratória.

Para facilitar o desmame da ventilação mecânica, são realizadas as seguintes acções (38):

- Treino dos músculos respiratórios.
- Avaliação da tosse para garantir uma capacidade de tosse suficiente (superior a 65 l/min).
- Fornecer informações e apoio ao doente.
- Cuidados posturais correctos.
- Mobilização precoce dos membros e da coluna cervical, adaptada em função do nível de consciência do doente.
- Utilização de escalas de avaliação da sedação, como a escala de Ramsay, a Escala de Sedação e Agitação de Rich-mond (RASS), a Escala de Sedação-Agitação (SAS) e a Escala de Avaliação da Atividade Motora (MAAS), entre outras.

É importante considerar critérios de segurança para o tratamento fisioterapêutico na UTI, como a estabilidade do paciente por pelo menos 12-24 horas e a ausência de "sinais de alerta" que indiquem risco. Consideramos os seguintes parâmetros como sinais de alerta para a mobilização na UTI (38):

- Temperatura superior a 38,5° ou inferior a 36°.
- FC inferior a 40 bpm ou superior a 130 bpm
- TAS inferior a 60 mmHg ou superior a 180 mmHg
- DAT inferior a 50 mmHg ou superior a 110 mmHg
- Saturação inferior a 90% Saturação inferior a 90% Saturação inferior a 90% Saturação inferior a 90% Saturação inferior a 90%
- Frequência respiratória superior a 40 resp/min
- Inotrópicos, vasopressores nas 2 horas anteriores ao evento

- Nível de consciencialização RASS: -4,-5, 3, 4
- Dores não controladas
- FiO2 maior ou igual a 0,6
- PEEP maior ou igual a 10 cmH2O

ESCALA DE RASS		
-5	Não despertável	NÃO reage a estímulos vocais ou físicos
-4	Sedação profunda	Mexe-se ou abre os olhos ao estímulo físico, não à voz
-3	Sedação moderada	Movimentos de abertura dos olhos à voz, não dirige o olhar
	Sedação ligeira	Desperta para a voz, mantém o contacto visual durante menos de 10 segundos
	Sonolência	Não está totalmente alerta, permanece acordado mais de 10 segundos
0	Desperto e à vontade	
1	Inquieto	Ansioso, sem movimentos desordenados e sem comportamento violento
	Agitado	Move-se de forma desorganizada, tem dificuldades com o respirador
	Muito agitado	De forma agressiva, são feitas tentativas para retirar tubos e cateteres.
	Combativo	Violento, representa um perigo imediato para o pessoal

Tabela 13. Escala de avaliação da sedação. Escala de Rass (38).

Durante a fase de desmame, o objetivo é desmamar o doente da ventilação mecânica de uma forma segura e amigável para o doente, visando a rapidez mas mantendo a segurança. Os critérios para o desmame incluem parâmetros como a mecânica respiratória, a força muscular respiratória, a procura ventilatória, a reserva ventilatória, a oxigenação, o estado do doente de acordo com a escala de Glasgow e o teste de tolerância à ventilação espontânea com tubo T (38).

Se o período de ventilação mecânica tiver sido curto, pode considerar-se um desmame rápido, passando para o modo de ventilação espontânea ou mesmo desligando completamente o doente do ventilador, se o estado do doente o permitir. Em casos prolongados, deve ser efectuado um desmame progressivo, passando por várias fases. O doente pode passar para um modo de ventilação intermitente, em que respira espontaneamente entre ciclos ventilatórios controlados pelo ventilador. A pressão expiratória final positiva também é adicionada para manter os alvéolos expandidos. Devem ser utilizadas técnicas para consciencializar o doente para a respiração diafragmática, aumentar os volumes de ar mobilizados e utilizar o biofeedback para monitorizar a frequência respiratória e o volume corrente. Para além disso, as técnicas de desobstrução brônquica são continuadas (38).

Segue-se um modo de ventilação espontânea, em que o doente respira por si próprio, mas continua a ser monitorizado. É dada ênfase à respiração diafragmática correcta e são mantidas as técnicas de desobstrução brônquica. Os períodos de ventilação mecânica em modo espontâneo alternam com períodos em que o doente é libertado do ventilador, fornecendo oxigénio adicional conforme necessário (38).

A fase de desmame termina quando o doente é desmamado da ventilação mecânica. Se necessário, pode ser utilizada a ventilação não invasiva por máscara facial. Durante esta fase, prosseguem as técnicas de fisioterapia respiratória para melhorar a desobstrução brônquica e a mecânica ventilatória, bem como as mobilizações para evitar a atrofia muscular. Finalmente, nos casos em que seja necessário, pode ser efectuada uma extubação não programada devido a problemas como uma sedação inadequada ou uma má fixação do tubo endotraqueal (38).

5.6. Fisioterapia respiratória no período pós-operatório.

A permeabilidade das vias aéreas é fundamental para garantir um fluxo de ar adequado na árvore traqueobrônquica e facilitar as trocas alveolocapilares. Vários factores podem contribuir para a obstrução brônquica devido à acumulação de secreções, tais como a dor pós-operatória, a incapacidade de produzir uma tosse eficaz, a redução dos volumes pulmonares, o aumento do trabalho dos músculos respiratórios e as infecções que afectam a consistência das secreções. São utilizadas várias estratégias para mobilizar as secreções pulmonares e direccioná-las para a traqueia (40):

- Verificar a permeabilidade e limpar as secreções aderentes à sonda nasogástrica.
- Humidificar a árvore traqueobrônquica com aerossóis.
- Desalojar as secreções através de vibrações manuais ou de instrumentos.
- Promover a drenagem das secreções aumentando o fluxo expiratório, evitando a expiração abrupta para prevenir o colapso alveolar precoce.
- Facilitar a expulsão das secreções através de tosse dirigida ou de limpeza expiratória da garganta, tendo o cuidado de evitar aumentos excessivos da pressão intra-abdominal e períodos de tosse improdutivos.
- Utilizar técnicas de ventilação com pressão expiratória positiva, como a expiração com lábios fechados, a espirometria de incentivo e dispositivos mecânicos específicos.

Em caso de entubação, o excesso de secreções será removido por aspiração, com o fisioterapeuta a ajudar a mobilizá-las através de pressão manual sobre o tórax e o abdómen durante a expiração. Para melhorar a função pulmonar após a cirurgia, é essencial tratar a mecânica respiratória alterada e a ventilação prejudicada. O objetivo é aumentar o volume corrente, reduzir a frequência respiratória e corrigir os desequilíbrios na distribuição da ventilação para evitar a atelectasia, que está presente na maioria dos doentes operados (40).

Para atingir estes objectivos e estimular a atividade diafragmática, são aplicadas várias técnicas de ventilação direccionada (VD) e de reeducação do diafragma (40).

- Ventilação global de baixa frequência e alto volume, espontaneamente ou com o auxílio de espirometria de incentivo.
- Expiração ativa suave para colocar o diafragma numa posição elevada e aumentar o seu curso.
- Ventilação localizada orientada, centrada inicialmente no aumento geral do volume corrente e depois concentrada em zonas específicas

de hipoventilação. A respiração diafragmática pode ser efectuada numa posição semi-sentada com apoio manual do fisioterapeuta, acompanhada de apneia tele-inspiratória.

- Respiração costal localizada, em que o paciente dirige a inspiração para a zona operada ou específica a trabalhar, com estimulação manual do terapeuta para orientar os movimentos respiratórios e evitar complicações.
- Mudanças periódicas de posição para evitar a hipoventilação em áreas declinadas, evitando a posição de Trendelemburg.
- Cinesioterapia passiva, assistida e ativa para manter a mobilidade articular.

Estas técnicas têm como objetivo restaurar a mecânica respiratória normal e melhorar a ventilação pulmonar após a cirurgia.

7. FISIOTERAPIA RESPIRATÓRIA PEDIÁTRICA.

Nos bebés, serão aplicadas técnicas totalmente passivas, enquanto que nas crianças com idades compreendidas entre os 18 e os 24 meses a sua participação será encorajada através de jogos durante as terapias.

- Desobstrução das vias respiratórias superiores: lavagem nasal (31).

Para efetuar a desobstrução das vias aéreas superiores, deve ser utilizada uma seringa e uma solução salina hipertónica (~2,3% NaCl). Estas técnicas de limpeza nasal ajudam a remover as secreções e facilitam a respiração adequada em bebés e crianças pequenas.

- Lavagem nasal em bebés sem controlo da cabeça/tronco:
    - Colocar a criança de costas.
    - Segurar suavemente o queixo ou a cabeça com uma mão.
    - Administrar o soro fisiológico (1-2,5 ml por narina) lentamente e sem pressão em cada narina para evitar engasgamento.
    - Em seguida, efetuar a manobra de levantar o queixo ou de tapar a boca para obrigar a criança a inspirar pelo nariz, puxando o catarro para a garganta, onde será tossido ou engolido.
- Lavagem nasal em bebés com controlo cabeça/tronco:
    - Sentar a criança no colo do terapeuta, com as costas da criança encostadas ao abdómen.
    - Inclinar a criança para a frente para drenar as secreções das narinas.
    - Administrar o soro fisiológico (2-5 ml por narina) com um pouco mais de força para que saia pela outra narina.
    - Limpar a zona posterior inclinando-se para trás e administrar o soro fisiológico lentamente (1-3 ml em ambas as narinas).
    - Tapar a boca da criança para que ela respire pelo nariz, puxando o catarro para a garganta, onde será tossido ou engolido.

Concentração nas crianças mais velhas e nos colaboradores:

Para as crianças mais velhas e mais cooperantes, podemos convidá-las a participar pedindo-lhes que inalem fortemente pelo nariz, utilizando frases motivadoras como: "A que é que cheira?", "Acho que cheira a...", "Vamos ver quem consegue inalar mais depressa e mais forte", "Tens de inalar com tanta força como a tromba de um elefante", etc.

- Drenagem de secreções brônquicas (41):

Existem dois tipos de técnicas: as que mobilizam ou recolhem as secreções das zonas mais distais (distais) para as mais próximas da árvore brônquica (proximais) e as técnicas de evacuação das secreções que se encontram ao nível proximal. Recomenda-se a realização de ambas as técnicas em cada sessão, começando sempre pelas que visam as zonas distais e depois as técnicas de evacuação. Sugere-se que se aproveitem os benefícios do riso ou do choro, pois ajudam a drenar as secreções devido ao aumento do fluxo e à vibração que geram.

- Técnicas de recolha de secreções brônquicas por via distal em bebés e crianças pequenas:
  - Expiração lenta prolongada: Com a criança deitada de costas e com uma ligeira elevação do tronco de 20-30°, coloca-se uma mão no peito e a outra no abdómen. Aplica-se uma pressão lenta para prolongar a expiração e puxar o catarro de distal para proximal. A manobra é repetida tantas vezes quantas as necessárias para evacuar as secreções.

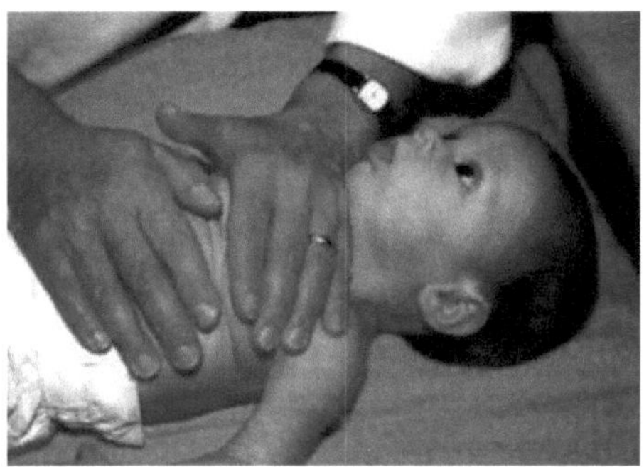

Figura 42. Representação da expiração lenta prolongada em bebés (ELPr) (41).

- Expiração lenta prolongada com glote aberta (OLSE): As modalidades de aplicação da OLSE podem ser ativa-passiva ou ativa. Na técnica ativa-passiva, o doente é posicionado em decúbito lateral e efectua exalações lentas desde a Capacidade Residual Funcional (CRF) até ao Volume Residual (VR). O fisioterapeuta pode prestar assistência colocando-se atrás do doente e aplicando pressão abdominal infralateral com uma mão, enquanto exerce contra-pressão ao nível da caixa torácica supralateral com a outra mão. Esta pressão, dirigida para o ombro contralateral, promove a desinsuflação mais completa possível do pulmão infralateral. A ELTGOL também pode ser realizada de forma autónoma pelo doente, embora seja necessária uma monitorização periódica do desempenho devido à tendência dos doentes para não seguirem a técnica corretamente (41).

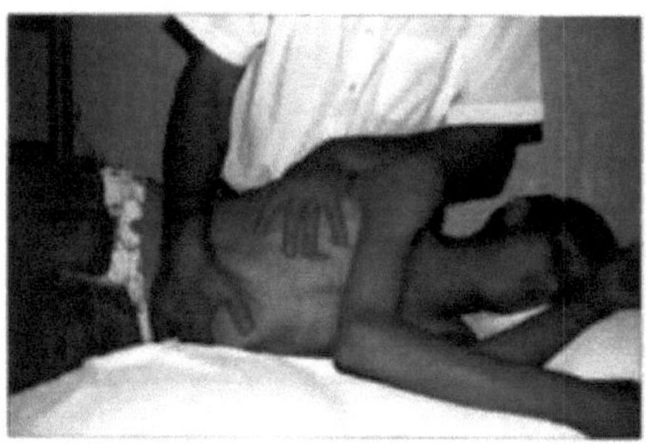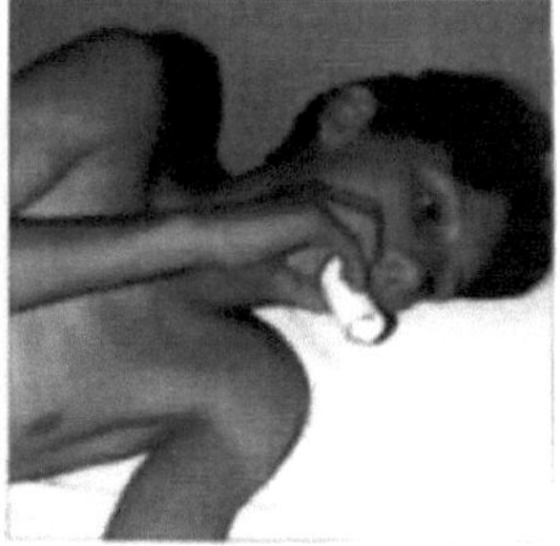

Figura 43. Expiração lenta prolongada com glote aberta (ETGOL) (41).

155

- Drenagem Autogénica: O local e o modo de ação da Drenagem Autogénica (DA) estão intimamente ligados aos mecanismos gerais das expirações lentas. A DA partilha semelhanças com a Esclerose Lenta Terapêutica das Grandes Oscilações Laríngeas (TLGSOL). A AD foi validada como tendo efeitos superiores às técnicas expiratórias forçadas, especialmente nas vias aéreas médias. Os defensores do método promovem um modo ventilatório baseado em expirações fraccionadas, a partir de volumes fraccionados da Capacidade Pulmonar Total (CPT), com o objetivo de obter débitos brônquicos superiores aos conseguidos durante as expirações forçadas. Utilizam critérios como os testes de função pulmonar e o número de expectorações recolhidas para validar a eficácia do método. Embora não existam dados cintigráficos que permitam situar com exatidão os efeitos da AD na árvore traqueobrônquica, presume-se que gera melhores débitos nas pequenas vias aéreas, com base na forma da curva débito/volume. Os defensores da AD sugerem que, através do controlo do débito expiratório, os doentes podem desenvolver uma espécie de habituação. Isto significaria que o doente pode influenciar o reflexo da tosse, baixando o limiar de irritabilidade brônquica, o que reduziria a necessidade de tossir durante o processo de desobstrução brônquica, o que é altamente benéfico nas doenças crónicas (41).

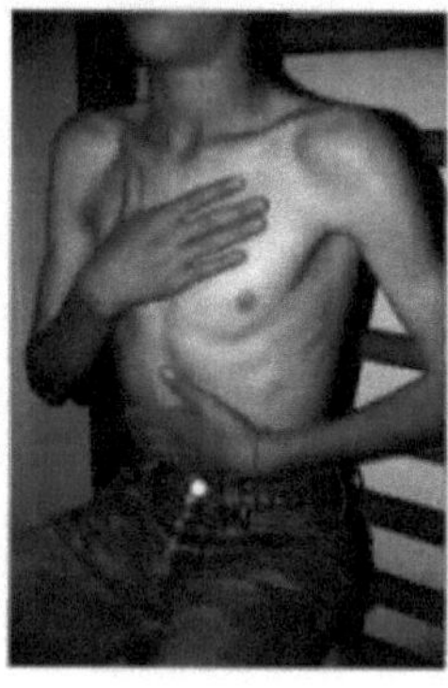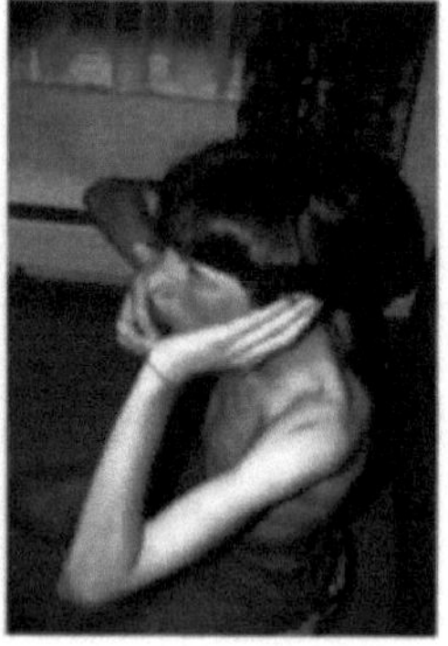

Figura 44. Drenagem autógena efectuada pelo próprio doente (41).

Para a drenagem autógena assistida pelo fisioterapeuta, recomenda-se a colocação de uma cinta elástica sob as axilas, cobrindo o peito e o abdómen da criança para dar consistência à caixa torácica e melhorar a função da musculatura respiratória. As mãos são colocadas à volta do peito da criança, com os dois polegares virados um para o outro, ao nível do esterno. Aplica-se uma ligeira pressão em direção ao umbigo da criança para conseguir uma expiração lenta e favorecer o esvaziamento, tentando bloquear ligeiramente a inspiração. Repetir a manobra sempre que necessário para evacuar as secreções (31).

- Técnicas de evacuação proximal de secreções em bebés e crianças pequenas:
    - Aumento do fluxo expiratório: Com a criança deitada ou sentada, são utilizadas pressões torácicas e abdominais curtas e rápidas para mobilizar as secreções das vias respiratórias proximais e evacuá-las para a garganta.
    - Tosse provocada: Para induzir a tosse de forma controlada, colocar a criança na posição semi-direita e, após uma inspiração profunda, aplicar uma pressão rápida e suave no meio do pescoço, acima do esterno. Isto activará o reflexo da tosse produtiva. É importante não repetir esta técnica várias vezes para evitar irritar a zona. Recomenda-se a utilização desta técnica apenas se, após a realização das técnicas de recolha de secreções distais, a criança não tossir involuntariamente.

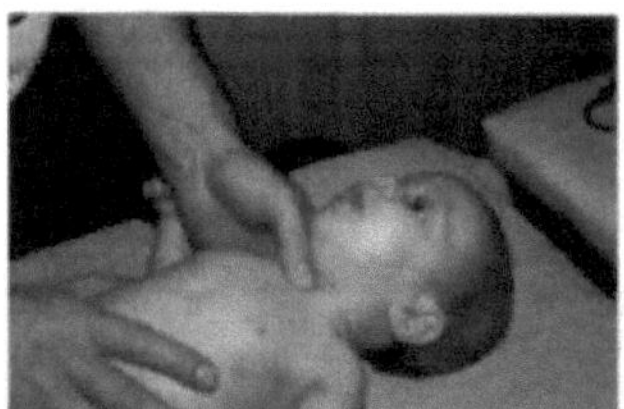 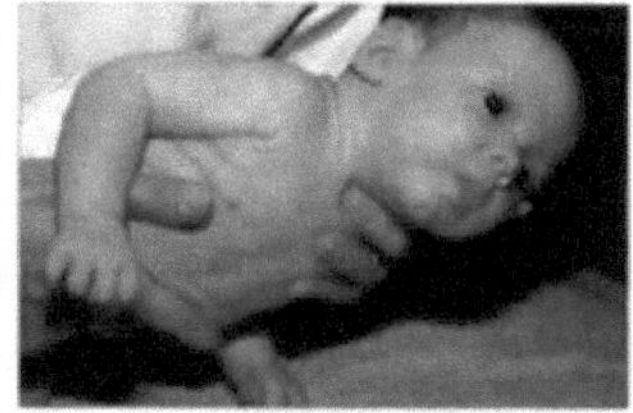

Figura 45: Representação da tosse provocada em bebés (41).

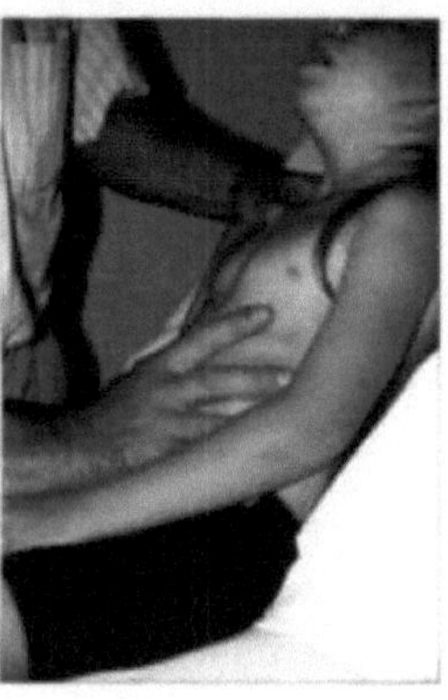

Figura 46: Tosse dirigida em crianças (41).

- O bombeamento traqueal expiratório (BTE) surge como uma técnica inovadora e eficaz para o tratamento de acumulações graves de secreções nas vias aéreas proximais, especialmente em situações em que o reflexo da tosse está diminuído ou ausente, como em certas doenças neuromusculares em lactentes e crianças pequenas. Esta técnica, desenvolvida a partir da observação empírica e da intuição clínica, tem-se revelado eficaz na mobilização das secreções traqueobrônquicas e na sua expulsão para a orofaringe, aliviando assim o desconforto respiratório agudo. A BTE baseia-se num modelo físico de referência que se assemelha ao funcionamento de uma bomba, em que a pressão exercida ao longo da traqueia pelos movimentos peristálticos do polegar desloca as secreções das vias aéreas proximais para as vias aéreas mais distais. Esta abordagem requer uma traqueia com elevada complacência, o que a torna particularmente adequada para crianças pequenas com cartilagens traqueais não consolidadas. As indicações para a BTE centram-se em situações de emergência respiratória por acumulação de secreções nas vias aéreas proximais, embora a sua utilização deva ser limitada a casos seleccionados e sob controlo rigoroso da saturação de oxigénio. É importante salientar que esta técnica deve ser aplicada com cautela e está contra-indicada em casos de patologia local da traqueia extratorácica. Embora a BTE represente um avanço significativo no tratamento das secreções respiratórias, a sua validade e segurança devem continuar a ser estudadas e validadas, nomeadamente através de observações clínicas e estudos experimentais em modelos anatómicos. Em última análise, a BTE oferece uma nova perspetiva no arsenal terapêutico da fisioterapia respiratória, com o potencial de melhorar os resultados clínicos e a qualidade de vida de pacientes com distúrbios respiratórios graves (41).

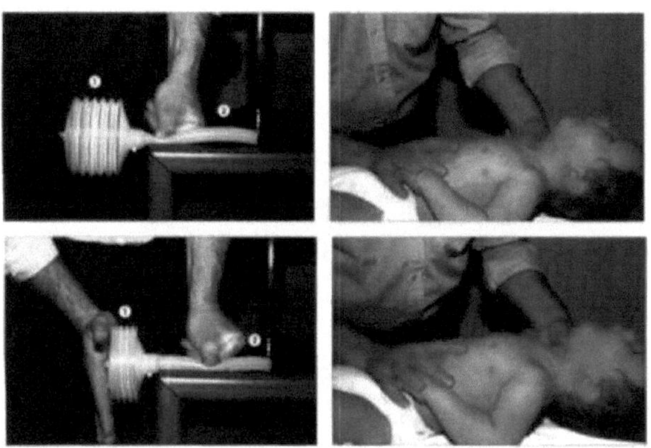

Figura 47: Manobra de bombeamento traqueal expiratório (ETP). (41).

- Jogos para favorecer a drenagem das secreções (31):

Os jogos devem envolver expirações e inspirações adaptadas às capacidades da criança, sem descurar as técnicas de fisioterapia respiratória anteriormente descritas. Algumas actividades que favorecem a drenagem das secreções e a expansão do tórax são

- Soprar bolhas: Com uma palhinha num copo ou um cachimbo na banheira.
- Bola de fluxo, blopens (marcadores de aerógrafo), bolas de pingue-pongue ou bolas de esferovite: criar circuitos ou jogar futebol soprando.
- Cantar canções, tocar um instrumento (harmónica, trompete) ou aprender a assobiar.
- Actividades como saltar num trampolim ou sentar-se numa fitball.

Nas técnicas para crianças mais velhas e adultos para desobstruir as vias respiratórias superiores, utilizar um frasco ou irrigador nasal com soro fisiológico isotónico ou hipertónico. Efetuar uma lavagem nasal para drenar as secreções das narinas, inclinar a cabeça e aplicar o soro fisiológico a partir da narina superior até sair pela outra narina. Em seguida, respirar fundo e com força para deslocar as secreções para a garganta, onde podem ser tossidas e expectoradas. Após a lavagem nasal, recomenda-se a evacuação do excesso de secreções utilizando a técnica adequada.

- Técnica de evacuação (31):

A técnica de evacuação por sopro nasal pode ser menos eficaz do que outras, mas por vezes é necessária para remover o excesso de secreções de ambas as narinas. Em primeiro lugar, é importante ensinar a criança a assoar-se pelo nariz. Isto pode ser feito colocando um objeto leve, como uma bola de poliestireno, sobre uma mesa e encorajando a criança a movê-la soprando pelo nariz. Também pode ser praticado soprando pelo nariz com uma palhinha para um copo de água.

Quando o seu filho tiver aprendido a assoar-se pelo nariz, para limpar corretamente as secreções nasais, siga estes passos:

- Ocluir uma narina com um dedo.
- Soprar o ar à força pelo nariz, evacuando as secreções da narina livre.
- Repetir o processo com a outra narina até que as secreções em excesso tenham sido completamente evacuadas.
- Precauções: Nunca ocluir ambas as narinas ao mesmo tempo, pois isso pode aumentar a pressão interna das vias aéreas e deslocar as secreções para outras passagens, como os canais auditivos. É importante ter cuidado ao ensinar esta técnica e supervisionar a criança para evitar lesões ou complicações.

Em conclusão, a fisioterapia respiratória desempenha um papel fundamental na gestão e tratamento de várias condições respiratórias, tanto agudas como crónicas. Através de uma variedade de técnicas e abordagens adaptadas às necessidades individuais de cada doente, esta disciplina visa melhorar a ventilação pulmonar, promover a depuração das secreções, otimizar a mecânica respiratória e melhorar a função pulmonar global. Desde o desmame da ventilação mecânica até ao tratamento de doenças respiratórias crónicas, como a fibrose quística ou a asma, a fisioterapia respiratória aborda uma vasta gama de patologias. A sua abordagem holística, que combina técnicas manuais, exercícios respiratórios, educação do doente e, em alguns casos, a utilização de dispositivos de assistência, tem como objetivo melhorar a qualidade de vida e reduzir as complicações respiratórias. A fisioterapia respiratória é uma ferramenta inestimável nos cuidados respiratórios, trabalhando em estreita colaboração com outros profissionais de saúde para fornecer uma abordagem holística e multidisciplinar ao tratamento e gestão das doenças respiratórias.

REFERÊNCIAS BIBLIOGRÁFICAS

1. González, F., Méndez F., Vargas E., Benavides, J. (2009). Fisioterapia respiratória: aspectos gerais. Revista Médica Clínica Las Condes, 20(6), 769-775.

2. Rodríguez, J. M. G., Candel, A. G. (2006). Fisioterapia respiratória e suas aplicações práticas. EdikaMed.

3. Pryor, J. A., Prasad, S. A. (2008). Fisioterapia para problemas respiratórios e cardíacos: um guia para a prática. Elsevier Espanha.

4. Bañala, A., et al. (2013). Manual SEPAR de Procedimientos 27 Técnicas manuais e instrumentais para a drenagem de secreções brônquicas no paciente adulto. Barcelona: Respira-Fundación española del pulmón-SEPAR. ISBN: 978-84-941669-0-7.

5. Troosters, T., Langer, D., Vrijsen, B. (2016). Reabilitação pulmonar e fisioterapia respiratória. European Respiratory Journal, 48(1).

6. Thomas, P., Bruton, A., Littlewood, C. (2010). Fisioterapia respiratória para a doença pulmonar obstrutiva crónica (Cochrane Review). Cochrane Database of Systematic Reviews, (5).

7. West, J. (2022). Fisiopatologia pulmonar: Fundamentos. Editora Wolters Kluwer. ISBN: 978-8418563836

8. Bott, J., et al. (2009). Directrizes para a gestão fisioterapêutica do paciente adulto, médico, com respiração espontânea. Thorax. 64 Suppl 1:i1-i51.

9. Seco, J. (2021). Sistema Respiratório: Métodos, fisioterapia clínica e condições para fisioterapeutas. Panamericana. ISBN: 978-8491102038

10. Sebbagh, E. et al. (2012). Anatomia radiológica do tórax. Rev.chil. Enferm.respir, Vol.8, no.2. pp. 109-137. http://dx.doi.org/10.4067/S0717-73482012000200005

11. Moore, K. L., Dalley, A., Agur, A. (2018). Anatomia com orientação clínica. 8ª ed. Wolters Kluwer. ISBN: 978-8417033637

12. Atlas de anatomia. Versão 2024.0.05 (Aplicação móvel). Desenvolvedor Corpo Visível. 2007. Plataforma IOS ou Android.

13. Koeppen, B., Stanton, B. (2018). Physiology. 7ª Edic Elsevier. ISBN: 978-8491132585.

14. Cristancho, W. (2012). Fisiología respiratoria, lo esencial en la práctica clínica. 3ª edição Editorial El Manual Moderno. ISBN: 978-958-9446-61-4.

15. García, H. F., Gutiérrez, S. E. (2015). Aspectos básicos do manejo das vias aéreas: Anatomia e fisiologia. Revista Mexicana de Anestesiologia. Vol 38(2) pp: 98-107.

16. Guyton, Hall, J, E. (2016). Tratado de fisiologia médica. 13ª edição Elsevier. ISBN: 978-8491130246

17. Farias, G. (2004). Gasometria: Equilíbrio ácido-base na clínica. 2ª Edição Manual Moderno. ISBN: 9789707291423

18. Mejía, H., Mejía, M. (2012). Oximetria de pulso. Revista da Sociedade Boliviana de Pediatria. 51(2): 149-155. ISSN: 1024-0675

19. Cabrera, P., et al. (2005). Manual de doenças respiratórias. 2ª edição União Internacional contra a tuberculose e as doenças respiratórias. ISBN: 2-914365-22-5.

20. García, F., Gómez, M.A. (2011). Exploración funcional respiratoria. Neumomadrid. ISBN: 978-84-8473-983-8.

21. Gutiérrez, M., et al. (2018). Espirometria: Manual de procedimentos. SERChile. Revista Chilena de Enfermedades Respiratorias. 34:171-88. ISSN 0717-7348

22. Marcelina, S., et al. (2021). Avaliação da capacidade pulmonar em função do volume corrente em estudantes universitários durante a pandemia COVID-19. Revista Peruana de Ciências da Saúde. 3(4): 256-60.

23. Cristancho, W. (2008). Fundamentos de Fisioterapia Respiratória e Ventilação Mecânica. 2ª edição Manual Moderno. ISBN: 978-958-9446-25-6

24. Puente, L., et al. (2002). Manual de procedimentos da SEPAR. Sociedade Espanhola de Pneumologia e Cirurgia Torácica. ISBN: 84-7989-152-1

25. Baéz, R., et al. (2016). A exploração do tórax: um guia para decifrar suas mensagens. Revista da Faculdade de Medicina da UNAM. 59(6).

26. Arcas, M.A., et al. (2006). Fisioterapia respiratória. Editorial MAD. ISBN: 84-665-5384-3

27.Campignion, P. (2000). Acções respiratórias: Cadeias musculares e articulares G.D.S. Lencina verdu. ISBN: 9788460703129

28.Arancibia, F. (2020). Manual de doenças respiratórias. Editorial Mediterraneo. ISBN: 978-956-220-428-6.

29.Burgos, F., et al. (2004). Manual de procedimentos SEPAR módulo 4: Procedimentos de avaliação da função pulmonar II. Sociedade Espanhola de Pneumologia e Cirurgia Torácica. ISBN: 84-921622-3-6

30.Conesa, E. (2019). Avaliação clínica da resposta à fisioterapia respiratória em crianças com diagnóstico de bronquiolite aguda. Escola Internacional de Doutorado. Universidade Católica de Murcia.

31.Camarero, P., et al (2020). Manual de fisioterapia respiratória para pessoas com fibrose cística: Volume 1 recomendações para fisioterapia respiratória e exercício físico. Grupo espanhol de fisioterapia para fibrose cística. Associação de Madrid de Fibrose Cística. ISBN: 978-84-09-23996-2

32.Vilaró, J., Gimeno, E. (2016). Eficácia da fisioterapia respiratória na asma: técnicas respiratórias. Revista de Asma. 1(2) pag: 41-45.

33.León, J., et al. (2019). Doença Pulmonar Obstrutiva Crónica. Junta de Andalucía: Consejería de Salud y Familias. ISBN 978-84-949160-7-6

34.Herrero, M.V., García, A., Rositi, E., Villalba, D. (2023). Fisioterapia respiratória em indivíduos adultos hospitalizados por pneumonia adquirida na comunidade. Annals. 56(2): 109-116

35.Ruiz, M.E., Pareja, P., De la Sierra, M., García, M. (2011). Recuperação funcional após pneumotórax de repetição: Tratamento fisioterapêutico respiratório. Caso clínico. Serviço de Reabilitação do Hospital Geral Universitário de Ciudad Real.

36.Martínez, C., Cols, M., Salcedo, A., Sardon, O., Asensio, O., Torrent, A. (2014). Tratamentos respiratórios na doença neuromuscular. Anais de pediatria. 81(4): 259.e1-259.e9.

37.Postiaux, G. (2016). Kinésithérapie et bruits respiratoires. Editora De Boeck. ISBN: 9782807303072

38.Ramos, L.A., et al. (2012). Fundamentos da ventilação mecânica. Barcelona: Marge Médica Books. ISBN: 9788415340508.

39. Hermans et al (2016) Protocolo de avaliação da força muscular dos membros em doentes críticos internados na UCI: a escala do Medical Research Council.

40. Atualização em reabilitação respiratória (2023). Sociedade Espanhola de Reabilitação Cardio-Respiratória (SORECAR). ISBN: 978-84-09-57716-3

41. Postiaux, G. (2000). Fisioterapia respiratória em crianças. McGraw-Hill. ISBN: 84-486-0269-2

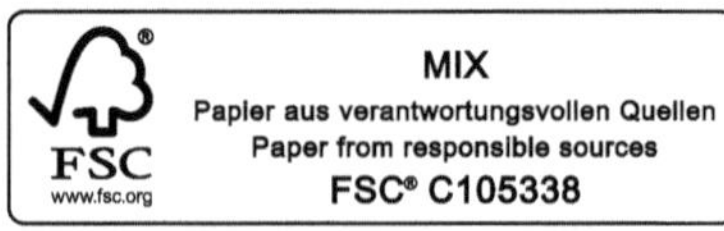

Printed by Books on Demand GmbH, Norderstedt / Germany